Organisation und Recht des Rettungswesens

Band 4

Herausgegeben von Prof. Dr. Gerhard Nadler

# Kenntnisse und Fertigkeiten zur Erste-Hilfe-Leistung in der Bevölkerung

## Philipp Moritz Fischer

Diplomica Verlag GmbH

**Fischer, Philipp Moritz: Kenntnisse und Fertigkeiten zur Erste-Hilfe-Leistung in der Bevölkerung. Organisation und Recht des Rettungswesens. Band 4, Hamburg, Diplomica Verlag GmbH 2018**

Buch-ISBN: 978-3-96146-663-4
PDF-eBook-ISBN: 978-3-96146-163-9
Druck/Herstellung: Diplomica® Verlag GmbH, Hamburg, 2018

**Bibliografische Information der Deutschen Nationalbibliothek:**
Die Deutsche Nationalbibliothek verzeichnet diese Publikation in der Deutschen Nationalbibliografie; detaillierte bibliografische Daten sind im Internet über http://dnb.d-nb.de abrufbar.

© Diplomica Verlag GmbH
Hermannstal 119k, 22119 Hamburg
http://www.diplomica-verlag.de, Hamburg 2018
Printed in Germany

## Über diesen Band

Plötzlich bewusstlos in der Öffentlichkeit zusammenbrechen oder einen Herz-Kreislauf-Stillstand erleiden: Dies kann jedem von uns jederzeit widerfahren.

Selbst in Deutschland, welches über ein flächendeckendes, gut ausgebautes Rettungsdienstsystem verfügt, benötigt professionelle Hilfe im Schnitt 10 Minuten bis zum Eintreffen am Notfallort. 10 Minuten, die unter Umständen über Leben und Tod entscheiden. In dieser Zeit ist der Betroffene auf die Hilfe und das Eingreifen von Passanten angewiesen – doch die Hilfsbereitschaft lässt hier sehr häufig zu wünschen übrig.

Diese Untersuchung zeigt, dass die Ausbildung und Effizienz in Erster Hilfe mit nur wenigen Maßnahmen deutlich gesteigert werden können. Damit Erste Hilfe Maßnahmen adäquat und routiniert durchgeführt werden, um somit die Überlebenschance der Betroffenen signifikant zu steigern, sollte über eine regelmäßige Erste Hilfe Kursteilnahme in Deutschland nachgedacht werden.

## Über den Herausgeber

Herausgeber der Reihe ist Prof. Dr. Gerhard Nadler. Er hat an der DHGS - Deutsche Hochschule für Gesundheit & Sport, Berlin, seit Sommersemester 2012 die Professur für „Organisation und Recht des Rettungswesens" inne.

In dieser Reihe werden wissenschaftliche Aufsätze, wissenschaftliche Studien, Abschlussarbeiten von Studierenden und Referate, gehalten auf Symposien, die im engeren oder weiteren Sinne im Kontext mit der Organisation bzw. dem Recht des Rettungswesens stehen, publiziert.

## Über den Autor

Philipp Moritz Fischer, B.Sc. studierte von 2012 bis 2018 an der Deutschen Hochschule für Gesundheit & Sport, Berlin, am Campus in München-Ismaning im Studiengang „Sanitäts- und Rettungsmedizin". Nach seinem Abitur war er lange Jahre als Rettungsassistent, Lehrrettungsassistent und Notfallsanitäter im Rettungsdienst tätig. Nach seinem Studium wurde er als wissenschaftlicher Mitarbeiter am Institut für Notfallmedizin und Medizinmanagement der Ludwig Maximilians Universität München tätig.

Bei dem vorliegenden Werk handelt es sich um die geringfügig überarbeitete Bachelorarbeit des Verfassers, die im Sommersemester 2017 an der DHGS - Deutsche Hochschule für Gesundheit & Sport vorgelegt wurde. Erstbetreuer war Prof. Dr. Gerhard Nadler, Zweitbetreuer war Dr. med. Tobias Müller.

Kontaktadresse des Herausgebers:

Email: Prof.Gerhard.Nadler@gmx.net

Briefpost: Postfach 1332, D-82003 Unterhaching

# Inhaltsverzeichnis

# Abkürzungsverzeichnis

| | |
|---|---|
| AED | Automatisierter externer Defibrillator |
| AHA | American Heart Association |
| ARC | Australian Resuscitation Council |
| BAGEH | Bundesarbeitsgemeinschaft Erste Hilfe |
| BGB | Bürgerliches Gesetzbuch |
| BLS | Basic Life Support |
| BPM | beats per minute |
| CPR | engl. Cardiopulmonary Resuscitation |
| DRK | Deutsches Rotes Kreuz |
| DGAI | Deutsche Gesellschaft für Anästhesie und Intensivmedizin |
| DGUV | Deutsche gesetzliche Unfallversicherung |
| DVR | Deutscher Verkehrssicherheitsrat |
| EHK | Erste-Hilfe-Kurs |
| ERC | European Resuscitation Council |
| GRC | German Resuscitation Council |
| GRR | German Resuscitation Registry |
| H&S | Heart and Stroke Foundation of Canada |
| LKW | Lastkraftwagen |
| LSM | lebensrettende Sofortmaßnahmen |
| NAW | Notarztwagen |
| NEF | Notarzteinsatzfahrzeug |
| OECD | Organisation for Economic Co-operation and Development |

| | |
|---|---|
| OOHCA | engl. out-of-hospital cardiac arrest |
| PKW | Personenkraftwagen |
| RTW | Rettungswagen |
| StGB | Strafgesetzbuch |

# Abbildungsverzeichnis

# Tabellenverzeichnis

# Verzeichnis der Dokumente im Anhang

# 1. Einführung

Einen Verband anlegen, Pflaster auf Wunden kleben oder eine Verletzung kühlen, so oder so ähnlich hat gewiss jeder schon einmal bei sich oder anderen Erste Hilfe leisten müssen. Per Definition versteht man unter dem Begriff der „Ersten Hilfe" Maßnahmen, die „… an Ort und Stelle eingeleitet werden, bevor der Verletzte oder akut Kranke ärztlicher Behandlung zugeführt wird" (01).

Neben ausgebildetem Personal, das sich der präklinischen Versorgung der Patienten annimmt, wie Rettungssanitäter, Notärzte oder Mitglieder der Feuerwehr, wird ein Großteil der Ersten Hilfe durch Personen ohne medizinische Ausbildung, also Laien, geleistet. Über die oben genannten Maßnahmen der Ersten Hilfe hinaus, kann es im Alltag zu Notfällen kommen, die nicht mit dem Aufkleben eines Pflasters versorgt sind. Der richtige Umgang mit einer bewusstlosen Person oder der Beginn einer Herzdruckmassage zum Zwecke der Wiederbelebung bei einem Herz-Kreislauf-Stillstand sind für einen Laien natürlich keine alltäglichen Szenarien. Gerade aber bei diesen Geschehnissen kommt es auf eine schnelle, adäquate Hilfe an.

Der Kieler Unfallchirurg und Kriegsarzt Johann Friedrich August von Esmarch (1823 – 1908) veröffentlichte im Jahr 1882 das Buch „Die Erste Hilfe bei plötzlichen Unglücksfällen" (02). In diesem Leitfaden, ursprünglich gedacht für die Unterrichtung der Ersten Hilfe an „Samariter Schulen", beschreibt Esmarch, unterteilt in fünf Vorträgen, wie sich Laien bei Verletzungen verhalten sollen. Er erklärt die vielseitige Verwendung und korrekte Anlage eines dreieckigen Tuches bei Wunden. Das Dreieckstuch gehört noch heute zur Standardausrüstung eines jeden Erste-Hilfe-Koffers. In diesem Buch werden auch Wiederbelebungsverfahren und der Umgang mit Bewusstlosen erläutert. Esmarch gilt durch Veröffentlichung dieses Werks als Mitbegründer der Ersten Hilfe in Deutschland (03).

Wie sieht die Unterrichtung in Erster Hilfe heute, 135 Jahre nach Esmarchs Veröffentlichung, aus? Gewiss, die damalige Lehrmeinung wurde den medizinischen beziehungsweise wissenschaftlichen Erkenntnissen angepasst.

Eine der größten Neuerungen ist sicherlich die Einführung der Laiendefibrillation und das Anbringen von Defibrillatoren in öffentlichen Räumen.

Seit 2002 findet man diese unter anderem in U-Bahnstationen oder Flughäfen (04). In der Theorie soll der Laienhelfer die Elektroden des Defibrillators auf den Brustkorb der bewusstlosen Person kleben, sodass bei gegebenenfalls vorliegendem Kammerflimmern ein Stromstoß abgegeben werden kann. Unmittelbar danach soll mit der

Herzdruckmassage begonnen werden. Die Beatmung darf auch nicht außer Acht gelassen werden und der Notruf sollte möglichst schon abgesetzt worden sein. An die stabile Seitenlage bei Bewusstlosigkeit, aber vorhandenem Herzschlag, muss auch noch gedacht werden. Sind Laien damit überfordert?

„Den Drang, in Unglücksfällen seinem Nebenmenschen Hilfe zu leisten, empfindet jeder gute Mensch, aber die Meisten schrecken davor zurück, selbst Hand anzulegen, weil sie nicht wissen, ob sie nicht Verkehrtes tun und durch ihre Hilfe mehr Schaden als Nutzen stiften." Zitat „Johann Friedrich August von Esmarch" (05).


## 1.1 Problemaufriss

Im Durchschnitt rückte in der Landeshauptstadt München im Jahr 2014 alle zwei Minuten ein Rettungswagen (RTW), ein Notarztwagen (NAW) oder ein Notarzteinsatzfahrzeug (NEF) zu einem Einsatz aus. Aber auch in einem gut ausgebauten Rettungsdienstsystem, wie es in Deutschland existiert, benötigt der Rettungsdienst eine gewisse Zeit, bis er am Unfallort eintrifft. Knapp zehn Minuten betrug 2014 im Durchschnitt in Bayern die sogenannte Reaktionszeit, also die Zeit von Notrufannahme bis zum Eintreffen des ersten Rettungsmittels am Notfallort (06).

Zehn Minuten, in denen der Laie mit dem Patienten alleine ist, in denen er oftmals Leben erhalten, lebensbedrohliche Zustände verhindern oder diese beheben können sollte und in denen Patienten vielfach auf die Kenntnisse und Fertigkeiten von Laien in Erster Hilfe angewiesen sind.

Gerade bei besonders zeitkritischen Notfällen wie dem Herz-Kreislauf-Stillstand beeinflusst der Laienhelfer durch den Beginn der Herzdruckmassage das Outcome des Patienten und erhöht dessen Überlebenschance (07).

Nach meinem Eindruck, der auf meiner langjährigen beruflichen Erfahrung als Rettungsassistent beruht, ist die Bereitschaft der deutschen Bevölkerung Erste Hilfe zu leisten, insbesondere bei akut lebensbedrohlichen Vitalstörungen, wie beispielsweise dem Herz-Kreislauf-Stillstand, gering.

Aktuelle Studien bestätigen diesen Eindruck und ordnen Deutschland, mit Blick auf die prähospitale Laienreanimation, im europäischen Ländervergleich an letzter Stelle ein: Die Bereitschaft der Bevölkerung als Ersthelfer eine Reanimation durchzuführen lag im Jahr 2013 bei 14 %. Im Vergleich hierzu liegt die diesbezügliche Bereitschaft in anderen europäischen Ländern, zum Beispiel in den skandinavischen Ländern, bei 50–70 % (08).

## 1.2 Rettungskette

Laien- oder Ersthelfer haben in der Rettungskette eine bedeutende Funktion. Die Zeitspanne vom Eintreten des Notfallereignisses bis zum Eintreffen des Rettungsdienstes wird als therapiefreies Intervall bezeichnet (09). In dieser Zeit kommt es maßgeblich auf die Kenntnisse und Fertigkeiten des Laienhelfers an, Erste Hilfe zu leisten. Im besten Fall geht dies über das Erkennen eines Notfalls als solches und das Absetzen des Notrufes hinaus. Das therapiefreie Intervall kann bis zum Eintreffen qualifizierter medizinischer Hilfe durch Erste-Hilfe-Maßnahmen, wie etwa dem Stillen einer Blutung durch manuelle Kompression, Wiederbelebungsmaßnahmen beim Herz-Kreislauf-Stillstand oder der stabilen Seitenlage bei Bewusstlosen, ausgeführt durch einen Ersthelfer, überbrückt werden.

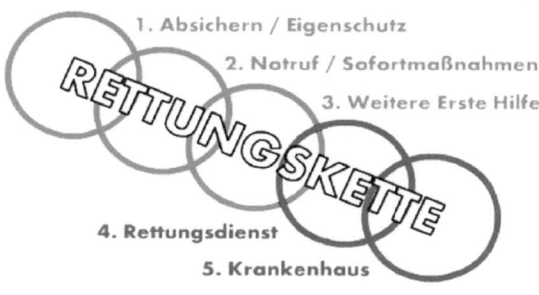

**Abbildung 1:** Die Rettungskette
(https://commons.m.wikimedia.org/wiki/File:Rettungskette.svg#mw-jump-to-license)
((letzter Zugriff 03.08.2018)

## 1.3 Erkenntnisinteresse und Hinweise zur Methodik

„Nur etwa 30 Prozent der Laien helfen, wenn neben ihnen ein Mensch umfällt" (10).

Was sind die vorherrschenden Gründe für diese fehlende Bereitschaft? Liegt es an mangelnden Kenntnissen? Oder spielt die Angst, etwas falsch zu machen eine große Rolle? Wie ist in Deutschland die Laienausbildung in Erster Hilfe organisiert?

Aufgrund der bedeutenden Rolle des Laien- beziehungsweise Ersthelfers während des therapiefreien Intervalls beim Herz-Kreislauf-Stillstand und bei Bewusstlosigkeit, soll in dieser Studie das Agieren von Laien in diesen beiden Szenarien im Rahmen eines Experiments untersucht werden. An einem Mimen, der eine bewusstlose Person schauspielerisch darstellt und einem Reanimationsphantom soll der Proband sein praktisches Können demonstrieren. Ein im Anschluss geführtes Interview soll Aufschluss über den theoretischen Kenntnisstand zur Ersten Hilfe des jeweiligen Probanden geben. Darüber hinaus werden so gewonnene Einblicke helfen, in der Diskussion Rückschlüsse auf die Qualität beobachteter Handlungsabläufe während des Experiments zu ziehen.

Das Ziel dieser Arbeit ist ein Erkenntnisgewinn zu den Kenntnissen und Fertigkeiten der Bevölkerung bezüglich der Versorgung von Bewusstlosen und des Patienten mit Herz-Kreislauf-Stillstand. Insbesondere soll aufgedeckt werden, ob Kenntnisse und Fertigkeiten der Probanden schwinden, je länger der Besuch eines Erste-Hilfe-Kurses zurückliegt. Auch soll herausgefunden werden, ob und inwiefern sich Unterschiede zwischen Stadt- und Landbevölkerung abzeichnen.

## 1.4  Die weitere Arbeit im Überblick

Unter Berücksichtigung von wissenschaftlichen Veröffentlichungen wird im zweiten Kapitel zum bisher existierenden Kenntnisstand bezüglich der Kenntnisse und Fertigkeiten der Bevölkerung in Erster Hilfe referiert. Das dritte Kapitel beschäftigt sich mit dem Thema „Erste-Hilfe-Ausbildung". Hier wird beschrieben, wie die Erste-Hilfe-Ausbildung in Deutschland geregelt ist und wer primär dafür verantwortlich ist. Im Weiteren werden die Inhalte und Änderungen der Ersten-Hilfe-Ausbildung in den letzten Jahren im Detail dargestellt. Im vierten Kapitel werden kurz und knapp die rechtlichen Aspekte zur Ersten-Hilfe-Leistung dargelegt. Darauffolgend wird im fünften Kapitel näher auf die eigene Untersuchung eingegangen. Es werden die Zielsetzung, die Methode, die genauen Inhalte beziehungsweise der Ablauf des Experiments sowie die Ein- und Ausschlusskriterien beschrieben. Die Untersuchungsergebnisse werden im sechsten Kapitel dargestellt und im siebten Kapitel diskutiert. Das achte Kapitel enthält eine Zusammenfassung sowie Empfehlungen.

# 2. Schrifttum

In diesem Kapitel werden zum einen die derzeit existierenden Ansätze zur Datenerfassung bei Reanimationssituationen dargelegt. Zum anderen wird zu Studien über die Qualität von Erste-Hilfe-Leistung durch „Laienhelfer" referiert.

## 2.1 Ansätze zur Datenerfassung

Derzeit existieren zwei in der Wissenschaft etablierte Ansätze zur Datenerfassung in Reanimationssituationen. Dies sind zum einen die Empfehlungen zur „Beurteilung, Datenerfassung und Durchführung von Forschungsprojekten bei innerklinischen Reanimationen", die auch als Utstein-Style, benannt nach der Abtei von Utstein in Norwegen, bezeichnet werden (11). Dort fand im Jahr 1990 ein internationaler Workshop mit Vertretern der, an der Reanimationsforschung beteiligten, führenden Organisationen statt. An der Ausarbeitung der „Empfehlung zur einheitlichen Datenerfassung bei Herzstillständen" waren die American Heart Association (AHA), das European Resuscitation Council (ERC), die Heart and Stroke Foundation of Canada (H&S), sowie das Australian Resuscitation Council (ARC) beteiligt (12).

Zum anderen hat die Deutsche Gesellschaft für Anästhesie und Intensivmedizin im Jahr 2003 das DGAI-Reanimationsregister ins Leben gerufen, das seit 2007 Anwendung findet. Bis zum Monat Mai 2011 wurden im „German Resuscitation Registry" (GRR) 14.000 Reanimationseinsätze dokumentiert. Das GRR ist eine überregionale Datenbank, die der Erhebung, Auswertung und Beurteilung von Reanimationen in Rettungsdienst und Klinik sowie von innerklinischen Notfallversorgungen im deutschsprachigen Raum dienen soll. Das DGAI-Reanimationsregister richtet sich vor allem an medizinisches Personal, sowohl in der Präklinik als auch in der Klinik, letztlich auch um mithilfe dieser Informationen die „… Kardio-Pulmonalen-Reanimationsraten zu steigern" (13).

## 2.2 Studien zur Erste-Hilfe-Leistung

Mithilfe der Analyse nach Utstein wurde auch die Studie über den plötzlichen Herz-Kreislauf-Stillstand in ländlichen Regionen durchgeführt. Layon et al. fanden in ihren Untersuchungen heraus, dass die bereits durch Laienhelfer aufgenommene und korrekt durchgeführte kardiopulmonale Reanimation (CPR), sowie eine frühzeitige Defibrillation, maßgeblich an dem Outcome des Patienten beteiligt sind (14).

Dem steht allerdings die offenbar geringe Bereitschaft der Bevölkerung in industrialisierten Staaten gegenüber bei einem außerklinischen Herz-Kreislauf-Stillstand (OOHCA, engl.: *out-of-hospital cardiac arrest*) als Laienhelfer tätig zu werden. Nach Breckwoldt et al. ergreifen nur 15–50 % der Laien suffiziente Maßnahmen. Durch Breckwoldt et al. wurde 2009 in Berlin im Rahmen einer Studie untersucht, ob der Ersthelfer die Notfallsituation erkennt und welche Methoden zur Überprüfung des Herz-Kreislauf-Stillstandes benutzt werden. Es handelte sich hierbei um reale Reanimationssituationen, zu denen der Rettungsdienst alarmiert wurde. Erst im Nachhinein wurden die Laienhelfer befragt, wie sie ihr Handeln beurteilen und gebeten, ihre durchgeführten Maßnahmen zu beschreiben. Ein pathologisches Atemmuster fiel primär 28,1 % auf und 73 % überprüften die Atmung. Falls überprüft wurde, ob der Patient eine Kreislauffunktion hat (dies taten 71 %), wurde die Pulskontrolle als Mittel der ersten Wahl eingestuft und dementsprechend durchgeführt (nämlich von 93,4 %). Trotz der ergriffenen Maßnahmen haben bei 138 ausgewerteten Fällen nahezu die Hälfte der Ersthelfer (45,3 %) keinen Herz-Kreislauf-Stillstand erkannt, obwohl jedem Vierten (25,9 %) eine leicht bläuliche Gesichtsfarbe des Patienten auffiel. (15)

Anders als Breckwoldt et al., die das Handeln von Laienhelfern bei einem tatsächlich vorliegenden Herz-Kreislauf-Stillstand untersuchten, konfrontierten Piepho et al. ein Jahr später Ersthelfer mit einer gestellten Notfallsituation. In einer mittelgroßen Stadt in Deutschland mit 200.000 Einwohnern wurden im Zufallsprinzip Probanden auf einem öffentlichen Platz angesprochen. Überprüft wurde das Vorgehen von 89 Laien (medizinisches Personal war ausgeschlossen) beim Auffinden einer bewusstlosen Person. Einen LSM-Kurs (Kurs „Lebensrettende Sofortmaßnahmen"), an dem teilgenommen werden muss, um den Führerschein zu erlangen, konnten 32 % vorweisen. Einen weiterführenden Kurs oder aber mindestens den LSM-Kurs hatten nach Angaben der „Laienhelfer" 61 % besucht. Keiner der Probanden befolgte jedoch die gültigen BLS-Leitlinien (Basic Life Support). Keiner hatte sich nach dem Auffinden der bewusstlosen Person bei Mitmenschen bemerkbar gemacht und um Hilfe gerufen. Unterschiede zwischen den Geschlechtern konnten nur hinsichtlich der Mund-zu-Mund-Beatmung ausgemacht werden, die von Männern häufiger durchgeführt wurde als von Frauen (p = 0.045). Wenn das Vorliegen einer Kreislauffunktion überprüft wurde, geschah dies in willkürlicher Reihenfolge. Nur 43 % der „Laienhelfer" überprüften das Bewusstsein. Nur 65 % der Probanden begannen mit der

Herzdruckmassage, die pro Minute zwischen 4 und 30 Thoraxkompressionen beinhaltete. Piepho et al. konnten einen Zusammenhang zwischen den erworbenen Vorkenntnissen, etwa durch einen LSM-Kurs und der Qualität der durchgeführten Maßnahmen erkennen. Lag der Kursbesuch bei Probanden mehr als 10 Jahre zurück, so haben diese öfter keine Thoraxkompressionen und keine Mund-zu-Mund-Beatmung durchgeführt (16).

Wiese et al. stellten in einer Studie von 2008 den Kenntnisstand zweier Gruppen gegenüber. Von 100 Probanden konnte die Hälfte auf Vorkenntnisse zurückgreifen, da sie alle einen BLS-Kurs besucht hatten (Gruppe 1). Die anderen 50 Probanden (Gruppe 2) ergriffen Maßnahmen ohne eine entsprechende Unterrichtung. So konnten Wiese et al. in der anschließenden Auswertung Rückschlüsse auf den Einfluss von BLS-Kursen ziehen. In einem standardisierten Notfallszenario wurden die Probanden mit einem Reanimationsphantom konfrontiert. Die Probanden sollten Basisreanimationsmaßnahmen entsprechend den aktuellen ERC-Leitlinien demonstrieren.

Für die Bewertung dienten diese Leitlinien als Parameter. Als erste Maßnahme nennt das ERC die Überprüfung des Bewusstseins. Nahezu alle Teilnehmer, unabhängig davon aus welcher Gruppe diese stammen, stellten korrekt die Bewusstlosigkeit fest (94 %). Den Notruf setzten nur 65 % ab, wobei der größte Teil davon (75 %) Gruppe 1 zugeordnet wurde.

Darüber hinaus dachte diese Gruppe sehr früh daran, um Hilfe zu bitten. Die Überprüfung der Atmung erfolgte lediglich durch 4 Teilnehmer (alle aus Gruppe 1) innerhalb von 10 Sekunden nach Auffinden des Reanimationsphantoms.

An die Überprüfung der Atmung dachten nur 30 % der Probanden. Die Überprüfung der Atmung erfolgte aber nicht leitlinienkonform. Die große Mehrheit (66 %) ließ diese Maßnahme komplett aus. Anschließend wurde mit der Herzdruckmassage begonnen, die, laut ERC-Leitlinien 2015, 120 Sekunden dauern soll.

Probanden aus Gruppe 1 haben dafür im Mittel 127,1 Sekunden benötigt, während Teilnehmer der Gruppe 2 mit durchschnittlich 136,1 Sekunden deutlich mehr Zeit erforderten. Von allen Probanden haben 30 % eine zu drei Vierteln korrekte Herzdruckmassage, hinsichtlich der Handposition, Drucktiefe und Frequenz, durchgeführt.

22 Personen davon entstammen der Gruppe 1, die zuvor einen BLS-Kurs besucht hatten. Von den 8 Personen aus Gruppe 2 haben 25 % nicht nur einen falschen Druckpunkt gewählt, sondern durch ihre Handposition während der Thoraxkompressionen möglicherweise andere Organe oder Organstrukturen verletzt (17).

Grundsätzlich lassen sich tatsächlich stattgefundene Laienreanimationen im Nachhinein nicht mehr auf ihre Qualität überprüfen. Es ist daher schwierig, eine Aussage hinsichtlich der Suffizienz von Ersthelfermaßnahmen zu treffen. Daher beschäftigen sich auch keine aktuellen Studien mit der „tatsächlichen Qualität der Anwendung im realen Notfall" (18).

Ob und wieweit gültige Handlungsempfehlungen von Laienhelfern befolgt wurden, kann nur nach Übergabe des Patienten an Rettungsdienstpersonal erfragt werden. Aber auch hier werden die ergriffenen Maßnahmen von dem subjektiven Empfinden der jeweiligen Ersthelfer beeinflusst und können wissenschaftlich erhobene Daten über den Kenntnisstand und die Fertigkeiten zur Erste-Hilfe-Leistung in der Bevölkerung nicht ersetzen.

# 3. Erste Hilfe

Die Bereitschaft Erste Hilfe zu leisten, hängt davon ab, wie sicher sich der Laie im Umgang mit einer bewusstlosen Person fühlt und wie umfangreich das Wissen über die Laienreanimation ist. Es dürfen also nicht, fehlendes Handeln und mangelndes Engagement, als Zeichen von Gleichgültigkeit gegenüber dem Schicksal des Patienten ausgelegt werden, da der „grundsätzliche Wille zu helfen" (19) besteht.

Welche Angebote und Möglichkeiten jeder Einzelne hat, Kenntnisse und Fertigkeiten im Umgang mit Verletzten zu erwerben, wird im Nachfolgenden beleuchtet.

## 3.1 Organisatorische Grundlagen

Verantwortlich für die Erste-Hilfe-Ausbildung in Deutschland ist die „Bundesarbeitsgemeinschaft Erste Hilfe" (BAGEH), gegründet 1988. Hierbei handelt es sich nicht um einen eigenständigen Verein, sondern den Zusammenschluss der fünf selbstständigen Hilfsorganisationen Arbeiter-Samariter-Bund e.V., Deutsches Rotes Kreuz e.V., Johanniter-Unfallhilfe e.V., Malteser Hilfsdienst e.V. und die Deutsche Lebens-Rettungs-Gesellschaft e.V., welche im Jahr 1994 mit aufgenommen wurde.

Die BAGEH sieht es als ihre Aufgabe an, die Bevölkerung auf die Bedeutung der Ersten Hilfe durch Laien aufmerksam zu machen und initiiert Aufklärungsmaßnahmen. Auf eine enge Zusammenarbeit mit dem Deutschen Beirat für Erste Hilfe und Wiederbelebung, dem *German Resuscitation Council (GRC) e.V.,* wird hingewiesen.

Die BAGEH präsentiert Arbeitsergebnisse und gemeinsame Aktionen zur Ersten Hilfe und deren Ausbildung, der Beirat für Erste Hilfe und Wiederbelebung ist zudem noch an der Überprüfung und Herausgabe von Leitlinien beteiligt und befasst sich mit der „Aufklärung, Ausbildung und Forschung auf dem Gebiet der Wiederbelebung" (20).

## 3.2 Ausbildung in Erster Hilfe

Obwohl die Erste-Hilfe-Ausbildung in der Bevölkerung die Bereitschaft von Laien erhöht, im Notfall tatsächlich Erste Hilfe zu leisten, gibt es in Deutschland keine allgemeine gesetzliche Verpflichtung zur Teilnahme an einem Erste-Hilfe-Kurs. Bis zum 31. März 2015 konnten grundsätzlich zwei verschiedene Modelle der Erste-Hilfe-Unterrichtung unterschieden werden: der Kurs *„Lebensrettende Sofortmaß-*

*nahmen"* und der *„Erste-Hilfe-Lehrgang".* Seit dem 1. April 2015 ersetzt der *Erste-Hilfe-Lehrgang* den Kurs *Lebensrettende Sofortmaßnahmen* für alle Führerschein-klassen, sowie für die Ausbildung eines betrieblichen Ersthelfers.

Die Teilnahme an dem Kurs *Lebensrettende Sofortmaßnahmen* war nicht verpflich-tend, aber verbunden mit dem Erwerb des PKW-Führerscheins (Klassen B und BE) und der Führerscheinklassen AM, A1, A2 und A (Zweiräder), sowie der Klassen L und T (Fahrzeuge zu forst- und landwirtschaftlichen Zwecken). Gesetzlich geregelt wird dies durch den § 19 der Fahrerlaubnisverordnung (FeV).

Die Unterweisung, aufgeteilt in vier Doppelstunden über eine zeitliche Dauer von jeweils 90 Minuten, „... soll dem Antragsteller durch theoretischen Unterricht und durch praktische Übungen die Grundzüge der Erstversorgung von Unfallverletzten im Straßenverkehr vermitteln, ihn insbesondere mit der Rettung und Lagerung von Unfallverletzten sowie mit anderen lebensrettenden Sofortmaßnahmen vertraut machen" (21).

Nach erfolgreicher Teilnahme besteht keine gesetzliche Wiederholungspflicht, es gibt lediglich Empfehlungen, die eine Auffrischung des Wissens alle zwei bis drei Jahre aussprechen.

In der Phase der Umstellung werden noch bis zum 21. Oktober 2017 ältere Kursbe-scheinigungen der *Lebensrettenden Sofortmaßnahmen* für den Erwerb des Führer-scheins (Klassen AM, A1, A2, A, B, BE, L und T) akzeptiert, danach besteht die verpflichtende Teilnahme an einem *Erste-Hilfe-Lehrgang* (22).


## 3.3 Änderungen der Erste-Hilfe-Kurse

Während die *Lebensrettenden Sofortmaßnahmen* umgangssprachlich als „kleiner Erste-Hilfe-Kurs" bezeichnet wurden, gilt der *Erste-Hilfe-Lehrgang* als umfassender „großer Kurs". Bewerber für die LKW- und Bus-Führerscheinklassen C, CE, C1, C1E, D, DE, D1 und D1E mussten diesen Kurs auch schon vor der Novellierung absolvie-ren, die alleinige Teilnahme an dem Kurs *Lebensrettende Sofortmaßnahmen* war unzureichend. Aber auch hier ergab sich eine Änderung bezüglich der Ausbildungs-dauer: der Erste-Hilfe-Lehrgang umfasste bis zum 31. März 2015 insgesamt 8 Doppelstunden, darauffolgend wurde der zeitliche Umfang angepasst, sodass sich dieser fortan auf 9 Unterrichtseinheiten (1 UE entspricht 45 Minuten) beläuft (23).

Damit existiert nun in der gesamten Bundesrepublik eine einheitliche Erste-Hilfe-Ausbildung für betriebliche Ersthelfer, sowie für Führerscheinbewerber aller Klassen.

In jedem Unternehmen ab einer Mitarbeitergröße von 2 bis 20 anwesenden Versicherten ist der Arbeitgeber verpflichtet, einen betrieblichen Ersthelfer ausbilden zu lassen. In Verwaltungs- und Handelsbetrieben, sowie bei mehr als 20 anwesenden Versicherten, erhöht sich laut der Deutschen Gesellschaft für Unfallversicherung (DGUV) der Anteil der Ersthelfer auf 5 %, bei allen sonstigen Betrieben auf 10 % (24). Wurde der Erste-Hilfe-Lehrgang einmal erfolgreich absolviert, schreiben die Berufsgenossenschaften eine Wiederholung des Kursinhaltes jeweils nach Ablauf von zwei Jahren vor. Im Gegensatz zu betrieblichen Ersthelfern verliert der, in der Regel einmalig absolvierte Erste-Hilfe-Lehrgang für Führerscheininhaber, nicht seine Gültigkeit.

**Bis 2015:**

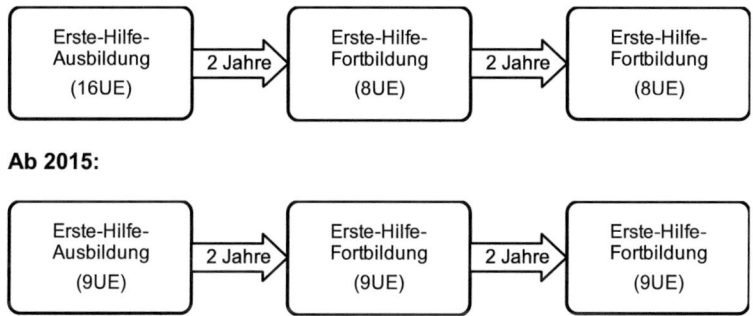

**Ab 2015:**

**Abbildung 2:** Übersicht Kursdauer

Um zu veranschaulichen, welche Inhalte den Teilnehmern vermittelt werden, erfolgt im Anschluss die Erörterung der Kursinhalte. Im Rahmen dessen, wird der ehemals verpflichtende Kurs *Lebensrettende Sofortmaßnahmen,* sowie der aktuell gültige Erste-Hilfe-Lehrgang skizziert. Die Unterrichtsinhalte der beiden Kursformate wurden dem Beschluss des DVR-Vorstands vom 30. Mai 2011, auf der Basis der Empfehlung des Ausschusses Verkehrsmedizin, Erste Hilfe und Rettungswesen, entnommen (25).

## 3.4  Lehrinhalte „Lebensrettende Sofortmaßnahmen"

Dieser Kurs umfasste eine Mindestdauer von sechs Zeitstunden. Der Deutsche Verkehrssicherheitsrat legt fest, dass die Teilnehmerzahl pro Kurs von 20 Teilnehmern nicht überschritten wird. Die Inhalte des Kurses sind in sechs Themenbereiche gegliedert, die im Folgenden kurz erläutert werden.

**Allgemeine Verhaltensweisen bei Unfällen / Notfällen / Rettung**

Nach diesem Kurs sollen die Teilnehmer den Begriff „Notfall" unter besonderer Berücksichtigung der Bedeutung des Sauerstoffs für das menschliche Leben erläutern können. Des Weiteren lernen die Teilnehmer die gesetzliche und moralische Verpflichtung zur Hilfeleistung. Gefahrensituationen bei Notfällen sollen eingeschätzt und geeignete Eigenschutzmaßnahmen getroffen werden können. Zusätzlich lernen die Kursteilnehmer die Rettungskette kennen und werden hinsichtlich der Anwendung der unterschiedlichen Meldemittel geschult, um einen Notruf vollständig absetzen zu können. Hierfür wird die richtige Notrufnummer kommuniziert. Als Erstbeziehungsweise Laienhelfer sollen die Teilnehmer eine Unfallstelle adäquat absichern und Verunglückte aus verunfallten Kraftfahrzeugen und aus Gefahrenbereichen retten und darüber hinaus auch Maßnahmen zur psychischen Betreuung durchführen können. Es werden praktische Inhalte wie der Rettungsgriff nach Rautek und das Unterlegen einer Decke gelehrt.

**Kontaktaufnahme / Prüfen der Vitalfunktionen**

In dieser Lehreinheit sollen die Teilnehmer grundsätzliche Maßnahmen bei Notfallsituationen systematisch anwenden können. Das Bewusstsein soll kontrolliert und hinsichtlich lebensbedrohlicher Situationen beurteilt werden können. Ebenso erlernen die Teilnehmer die Atmung und den Kreislauf von Betroffenen zu beurteilen, sowie Verletzte sachgerecht zu betreuen.

**Störung des Bewusstseins**

Nach dieser Unterrichtung sollen alle Teilnehmer die Gefahren bei Bewusstlosen beurteilen, die stabile Seitenlage durchführen und bei bewusstlosen Motorradfahrern den Helm abnehmen können.

**Störung von Atmung und Kreislauf**

Nach dieser Unterrichtung sollen die Teilnehmer einen Atemstillstand sicher erkennen und die kardiopulmonale Reanimation durchführen können. Sie können die Funktionsweise und Anwendungsgebiete eines automatisierten externen Defibrillators (AED) erläutern und die Gefahren eines solchen einschätzen.

**Wunden und bedrohliche Blutungen**

Hierbei lernen die Teilnehmer, mit vorhandenen Verbandsmitteln, eine Wundversorgung durchzuführen. Sie können lebensbedrohliche Blutungen erkennen und entsprechende Maßnahmen zur initialen Blutstillung praktisch durchführen. Sie erlernen die manuelle Kompression am Oberarm und die Anlage eines Druckverbands an Arm und Bein.

**Der Schock**

Nach dieser Unterrichtung sollen die Kursteilnehmer einen Schock erkennen und die entsprechenden Maßnahmen durchführen können. Hierzu zählt unter anderem die Schocklage.

## 3.5 Lehrinhalte „Erste-Hilfe-Lehrgang"

Dieser Kurs umfasst neun Unterrichtseinheiten (UE), wobei eine UE 45 Minuten entspricht. Die Inhalte des Erste-Hilfe-Lehrgangs beinhalten die Lerninhalte des Kurses *Lebensrettende Sofortmaßnahmen* und sind um zusätzliche Themen erweitert. Es werden hier nur die ergänzenden Themen und Inhalte beschrieben.

**Störung des Bewusstseins**

Hier sollen die Teilnehmer Schlaganfälle und zerebrale Krampfanfälle erkennen und die entsprechenden Maßnahmen ergreifen können. Ebenso wird der besondere Eigen- und Fremdschutz bei Krampfanfällen gelehrt.

**Störung von Atmung und Kreislauf**

Bei dieser Lerneinheit werden lebensrettende Maßnahmen bei einer Fremdkörperaspiration gelehrt. Die Teilnehmer können Atemstörungen bis hin zum Atemstillstand, den Herzinfarkt und Angina pectoris erkennen und die jeweiligen Maßnahmen anwenden. Des Weiteren können selbige Unfälle durch elektrischen Strom erkennen und adäquate Hilfe leisten. Praktisch erlernen die Teilnehmer das Entfernen von Fremdkörpern, wie zum Beispiel durch den Schlag zwischen die Schulterblätter oder das Heimlich-Manöver und können eine atemerleichternde Lagerung herstellen.

## Knochenbrüche und Gelenkverletzungen

Nach diesem Themenblock können Knochenbrüche und Gelenkverletzungen erkannt werden. Es werden Ruhigstellungsmaßnahmen mit einfachen Hilfsmitteln, wie die Anlage eines Armtragetuches unter Verwendung eines Dreieckstuches, erlernt.

## Bauchverletzungen

Kursteilnehmer erlernen Bauchverletzungen zu erkennen und Maßnahmen durchzuführen. Hierzu zählt die richtige Lagerung zur Entspannung der Bauchdecke.

## Wunden und bedrohliche Blutungen

Nach dieser Unterrichtseinheit kennen die Teilnehmer Maßnahmen bei Fremdkörpern in Wunden, auf der Bindehaut des Auges und auf der Augenoberfläche. Sie können Blutungen aus der Nase und lebensbedrohliche Blutungen, wie Amputationsverletzungen, versorgen.

## Verbrennungen und thermische Schäden

Die Kursteilnehmer wissen sich im Brandfall, insbesondere bei Personen- und Entstehungsbränden, sachgerecht zu verhalten. Des Weiteren haben diese Kenntnis über das Erkennen und Versorgen von Brandwunden, einem Sonnenstich, einer Unterkühlung und von Erfrierungen.

## Vergiftungen und Verätzungen

Nach Vollendung des letzten Themenbereichs können Vergiftungen und Verätzungen erkannt und die entsprechenden Maßnahmen durchgeführt werden.

Zusammenfassend kann festgehalten werden, dass die theoretischen und praktischen Lehrinhalte der Breitenausbildung in Erster Hilfe, in Deutschland, alle wichtigen medizinischen Maßnahmen vermitteln. In der Theorie sollte jeder Teilnehmer anschließend wissen, wie eine bewusstlose Person gelagert wird. Ebenso sollte ein Herz-Kreislauf-Stillstand erkannt und die geeigneten Maßnahmen eingeleitet werden, wie etwa die frühe Defibrillation bei Kammerflimmern und pulsloser ventrikulärer Tachykardie mittels eines automatisierten externen Defibrillators.

Wie bereits erwähnt, lassen jedoch Statistiken einen anderen Rückschluss zu. Dies bestätigt auch meine Arbeit als Rettungsassistent. Bei meinem Eintreffen an Einsatzorten berichten Ersthelfer, Notfallsituationen nicht als solche erkannt zu haben, Laienhelfer sind mit der richtigen Abfolge der medizinisch notwendigen Maßnahmen überfordert und nur zögerlich erfolgt das Annähern an Bewusstlose. Die stabile Seitenlage, die extrem wichtig ist, um den Kopf der bewusstlosen Person zu überstrecken, damit diese nicht aspiriert und an Mageninhalt erstickt, ist in der Theorie jedem ein Begriff, in der Praxis jedoch verbleibt die bewusstlose Person oftmals auf dem Rücken liegend. Nicht etwa die Unwissenheit steht hier im Weg, sondern die Angst, etwas falsch zu machen und die Befürchtung vor rechtlichen Konsequenzen.

# 4. Rechtliche Aspekte

Erste Hilfe setzt sich aus drei unterschiedlichen Aufgabengebieten zusammen, der medizinischen, der organisatorischen und der betreuenden Komponente. Der Laienhelfer sieht sich also mit einer Reihe von Maßnahmen konfrontiert, die möglichst zügig und kompetent ergriffen werden müssen. Wird aber diese Kompetenz angezweifelt, so wirkt sich dies negativ auf die Hilfsbereitschaft aus. Nach Burghofer et al. 2005, sinkt die Motivation, wenn „im Sinne einer Kosten-Nutzen-Analyse" eigene Nachteile durch geleistete Erste Hilfe für den Ersthelfer entstehen (26).

Dieses Verhalten ist nicht nur moralisch bedenklich, sondern auch strafbar. Nach § 323c Strafgesetzbuch (Unterlassene Hilfeleistung) muss jeder mit rechtlichen Konsequenzen rechnen, der „bei Unglücksfällen oder gemeiner Gefahr oder Not" nicht Hilfe leistet, obwohl es ihm „den Umständen nach zuzumuten" ist. Die Pflicht zur unmittelbaren Hilfeleistung entfällt nur, wenn diese nicht zumutbar ist, insbesondere weil Gefahren für den Ersthelfer bestehen oder andere wichtige Pflichten verletzt würden. In diesem Fall muss jedoch Hilfe herbeigeholt werden, zum Beispiel durch Absetzen des Notrufes.

Werden Maßnahmen durch einen Ersthelfer durchgeführt, ist dieser vor Schadenersatzansprüchen geschützt, solange er die ihm bestmögliche Hilfe leistet, beziehungsweise er handelt, wie er es in der Erste-Hilfe-Ausbildung erlernt hat. Für „Sachbeschädigungen", beispielsweise das Aufschneiden der Kleidung eines Verletzten, kann der Ersthelfer weder strafrechtlich noch zivilrechtlich belangt werden (27).

Einem Ersthelfer kann fehlerhaftes Handeln nur dann vorgeworfen werden, wenn er einfachste Grundsätze und Regeln der Ersten Hilfe nicht beachtet. Ansprüche gegen den Ersthelfer können nur dann geltend gemacht werden, wenn grobe Fahrlässigkeit nachgewiesen werden kann. Dies betrifft nicht „das Fehlen von Wissen und Erste Hilfe Praktiken" sondern, wenn einfachste Überlegungen, die jedem anderen einleuchten, nicht angestellt werden, obwohl die Möglichkeit dazu besteht. Letzteres betrifft beispielsweise das Absichern einer Unfallstelle an einer stark befahrenen Straße mittels eines Warndreiecks oder eines anderen Fahrzeugs (28).

# 5. Die Untersuchung

## 5.1 Zielsetzung und Durchführung

Mit dieser Untersuchung sollte detailliert herausgefunden werden, ob und wie Laien- beziehungsweise Ersthelfer beim Auffinden einer bewusstlosen Person und einer Person mit Herz-Kreislauf-Stillstand vorgehen. Ebenfalls sollten Aussagen zur Qualität der durch die Probanden ergriffenen Maßnahmen möglich werden.

Dafür wurden 50 Personen in einem Einkaufszentrum der Großstadt München mit diesen beiden Szenarien konfrontiert. Zum einen wurde das Vorgehen der „Ersthelfer" beim Auffinden einer bewusstlosen Person untersucht, zum anderen im Fall eines Herz-Kreislauf-Stillstandes. Das Vorgehen sollte den aktuell gültigen Leitlinien zur Leistung Erster Hilfe entsprechen. Zudem wurden 50 weitere Personen in einer ländlichen Region vor die gleichen Szenarien gestellt. Die OECD (Organisation for Economic Co-opertation and Development) definiert eine ländliche Region als einen Raum mit einer Dichte von weniger als 150 Einwohnern pro Quadratkilometer (29).

Alle Maßnahmen, die die 100 Probanden durchführten, wurden sowohl auf Vollstän- digkeit als auch auf Qualität überprüft. Die Qualität beinhaltet auch die Priorisierung der ergriffenen Maßnahmen. Die Auswertung könnte eine Tendenz aufzeigen, die eventuell die Frage nach einer Optimierung der Erste-Hilfe-Ausbildung in Deutsch- land aufwirft.

Diskutiert werden soll auch, inwiefern die Bereitschaft zum Handeln und dessen Effizient erhöht werden kann und ob es regelmäßiger Besuche von Erste-Hilfe- Kursen bedarf, um das theoretische Wissen zu festigen und Handlungsabläufe routinierter in die Praxis umsetzen zu können.

## 5.2 Überprüfung des praktischen Könnens

Zur Überprüfung des praktischen Könnens wurde ein Mime eingesetzt, welcher im ersten Teil der Untersuchung die bewusstlose Person mimte. Zur Darstellung der „Person mit Herz-Kreislauf-Stillstand" wurde im zweiten Teil der Untersuchung ein Reanimationsphantom vom Typ „Little Anne" des Herstellers „Laerdal" eingesetzt.

Das Vorgehen und die Maßnahmen der Probanden wurden in einem Dokumentati- onsbogen schriftlich festgehalten. Zur Bewertung des Vorgehens wurden die ERC-

Leitlinien 2015 (30) herangezogen. Die nachfolgenden Ausführungen in diesem Abschnitt entsprechen, sofern nichts anderes angegeben ist, diesen Empfehlungen.

Den ERC-Leitlininen 2015 entsprechend soll der Helfer beim Auffinden einer bewusstlosen Person schnellstmöglich feststellen, ob die Person ansprechbar ist und ob eine suffiziente Atmung vorhanden ist. Hierzu sind ein lautes Ansprechen, wie beispielsweise „Hallo, Hallo hören Sie mich?" und ein Rütteln am Arm der erste Schritt. Reagiert der Patient nicht, soll er auf den Rücken gedreht werden, damit so die Atemwege kontrolliert werden können und auch überprüft werden kann, ob der Patient normal atmet. Bei der Überprüfung der Atmung ist ein Überstrecken des Kopfes beziehungsweise das Anheben des Kinns nötig. Es sind alle Sinne einzusetzen: Es wird auf Thoraxexkursionen geachtet (sehen und fühlen). Es ist auf Atemgeräusche zu achten (hören). Diese Überprüfung sollte sich über maximal 10 Sekunden erstrecken. Atmet der Betroffene normal, so ist er in die „stabile Seitenlage" zu verbringen.

Der Betroffene wird dazu auf den Rücken gedreht. Nun kniet sich der Helfende neben den Bewusstlosen und bringt beide Beine in eine ausgestreckte Position. Der dem Helfer nahe Arm wird angewinkelt nach oben gelegt, wobei die Handinnenfläche nach oben zeigt. Der ferne Arm des Patienten wird am Handgelenk gegriffen, der Arm wird vor der Brust gekreuzt, die Handfläche des Patienten wird an dessen Wange gelegt und nicht losgelassen. Anschließend wird das dem Helfer ferne Bein angewinkelt, am Oberschenkel gegriffen und nun wird der Patient zu sich hingedreht. Das oben liegende Bein wird so positioniert, dass es in einem rechten Winkel zur Hüfte liegt. Um die Atemwege nicht zu blockieren und ein Zurückgleiten des Zungengrundes zu vermeiden, wird der Kopf leicht überstreckt. Wenn möglich, wird der Mund leicht geöffnet, damit Erbrochenes herausfließen kann. Die an der Wange liegende Hand ist so auszurichten, dass die Atemwege frei bleiben und eine zusätzliche Stabilität gegeben ist. Nach Durchführung der stabilen Seitenlage muss der Notruf abgesetzt werden. Der Betroffene ist nun weiter bis zum Eintreffen des Rettungsdienstes zu betreuen. Hier ist an den Wärmeerhalt mittels Rettungsdecke oder Wolldecken und die stetige Kontrolle der Atmung zu denken.

Für die Bundesärztekammer steht das Erreichen folgender Ziele der stabilen Seitenlage im Vordergrund:

- der Patient sollte so weit wie möglich auf der Seite liegen
- es sollte eine stabile Lagerung erzielt werden
- es darf kein Druck auf den Thorax ausgeübt werden

- es muss ein einfacher Lagewechsel unter Schutz der Halswirbelsäule möglich sein
- die kontinuierliche Überwachung der Atmung bei freien Atemwegen muss gefahrlos möglich sein

Erst sekundär wird auf eine bestimmte Technik oder Durchführung geachtet (31).

**Aus den oben gemachten Ausführungen ergibt sich beim Auffinden einer bewusstlosen Person, die aber ausreichend atmet, folgende Vorgehensweise:**

1. Person ansprechen
2. Atmung kontrollieren, ggf. Atemwege frei machen
3. Stabile Seitenlage
4. Notruf absetzen
5. Person betreuen
6. Atmung und Kreislauf bis zum Eintreffen des Rettungsdienstes überwachen

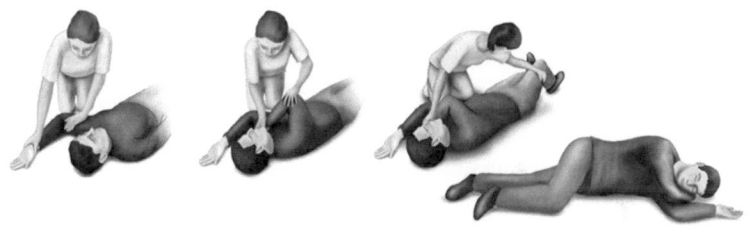

**Abbildung 3:** Stabile Seitenlage
https://www.thieme.de/statics/dokumente/thieme/final/de/dokumente/tw_pflegepaedagogik/
abb-14-09-stabile-seitenlage.jpg (letzter Zugriff 03.08.2018)

Atmet der Betroffene jedoch nicht oder nicht normal so ist von einer reanimationspflichtigen Person auszugehen und es ist unverzüglich der Notruf abzusetzen. Jetzt folgt, wenn es die Umstände erlauben, das herbeibringen lassen eines automatisierten externen Defibrillators (AED). Ist keine dritte Person zugegen, wird der Patient *nicht* alleine gelassen und es wird unverzüglich mit der Herz-Lungen-Wiederbelebung (HLW) begonnen. Das ERC gibt hierzu Thoraxkompressionen und Beatmungen im Verhältnis 30:2 vor.

Für die korrekte Durchführung der HLW kniet sich der Helfer neben den Patienten und legt den Handballen der einen Hand mittig auf den Brustkorb. Den Ballen der anderen Hand legt er auf die erste Hand. Die Finger werden ineinander verschränkt. Die Arme werden durchgestreckt und die Schultern senkrecht über den Brustkorb des Patienten gebracht. Nun wird das Brustbein etwa 5 cm tief nach unten komprimiert. Nach jeder Kompression ist auf eine komplette Entlastung des Brustkorbs zu achten, ohne die Position der Hände zu verändern. Es wird mit einer Frequenz von 100 bis 120 Thoraxkompressionen pro Minute komprimiert. Falls es sich der Helfer zutraut, wird der Patient nach 30 Thoraxkompressionen zweimal beatmet. Sollte sich der Helfer dies nicht zutrauen, so ist eine kontinuierliche Thoraxkompression durchzuführen.

Falls ein AED zur Verfügung steht, wird dieser jetzt angeschaltet und die Klebeelektroden auf den entkleideten Brustkorb aufgeklebt. Dann ist den Anweisungen des Gerätes zu folgen. Während der AED den Herzrhythmus analysiert ist sicher zu stellen, dass niemand den Patienten berührt. Sollte nun das Gerät einen Schock freigeben, ist dieser auszulösen. Ist kein Schock freigegeben, wird mit der Herzdruckmassage fortgefahren. Steht kein AED zur Verfügung, ist mit der Herzdruckmassage beziehungsweise Beatmung fortzufahren, bis der Rettungsdienst eintrifft oder der Patient tatsächlich aufwacht. Sollte der Patient normal atmen, ist er in die stabile Seitenlage zu drehen.

**Aus den oben gemachten Ausführungen ergibt sich beim Auffinden einer bewusstlosen Person mit Herz-Kreislauf-Stillstand folgende Vorgehensweise:**

1. Person ansprechen
2. Atmung kontrollieren, ggf. Atemwege frei machen
3. Notruf absetzen
4. ggf. AED holen lassen
5. Mit HLW (30:2) beginnen
6. AED einschalten und Elektroden aufkleben
7. Anweisungen des AED befolgen
8. HLW bis zum Eintreffen des Rettungsdienstes weiterführen

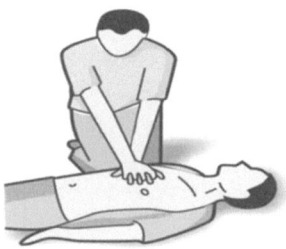

**Abbildung 4:** Thoraxkompression
https://www.apotheken-umschau.de/Erste-Hilfe/Wiederbelebung-Was-tun-bei-
Herzstillstand-32300.htm (letzter Zugriff 03.08.2018)

Grundlage für die Bewertung des praktischen Könnens war die oben dargelegte Vorgehensweise, die sich aus den ERC-Leitlinien 2015 ergibt.

## 5.3 Leitfadeninterview

Die Probanden wurden nach der „Abarbeitung" der beiden Szenarien zu verschiedenen Aspekten mittels eines Leitfadeninterviews befragt. Weitere diesbezügliche Einzelheiten sind dem Kapitel Ergebnisse zu entnehmen.

**Exkurs zur Methode „Leitfadeninterview":**

Das Leitfadeninterview ist eine qualitative Interviewmethode aus der empirischen Sozialforschung. Kennzeichnend ist, dass der Leitfaden durch offen formulierte Fragen dem Interviewer, als Stütze beziehungsweise Hilfe, zur Verfügung steht. Der Leitfaden dient als Gedächtnisstütze, um wesentliche Aspekte der Forschungsfrage nicht zu übersehen oder versehentlich auszulassen. Bei der qualitativen Forschung arbeitet man, im Gegensatz zur quantitativen Forschung mit relativ kleinen Stichproben. Jedoch wird hier versucht eine präzisere und detailliertere Befragung durchzuführen. Die Interviewpartner werden ausführlicher antworten und die erhaltenen Daten werden anschließend detaillierter ausgewertet (32).

Nach Merton und Kendall weist ein fokussiertes Interview, das Leitfadeninterview, einige Besonderheiten auf:

1. Alle Interviewpartner haben eine konkrete Situation erlebt.
2. Diese Situation wird vor dem Interview von dem Befrager beziehungsweise Forscher analysiert.
3. Die Situationsanalyse endet in einem Interviewleitfaden. Dieser Leitfaden beinhaltet alle wichtigen Aspekte, die im Interview angesprochen werden sollen.
4. Es sollen die subjektiven Erfahrungen der Befragten im Hinblick auf die Situation erhoben werden.

Das Interview ist jederzeit offen, um unerwartete Antworten oder gar komplett neue Gesichtspunkte mit aufnehmen zu können. Um eine Vergleichbarkeit der Antworten aller Befragten zu erlangen, dient der Leitfaden als Stütze für den Interviewer, damit alle relevanten Aspekte angesprochen werden. Hierbei ist die Reihenfolge der Fragen nebensächlich. Wird ein Leitfadeninterview wie ein Fragebogen abgearbeitet, wird dies von Merton und Kendall als problematisch gesehen, da der Gesprächsverlauf zu stark kanalisiert wird.

## 5.4 Auswahl der Probanden sowie Ein- und Ausschlusskriterien

Die Auswahl der Probanden erfolgte nach dem Prinzip der Zufallsauswahl. Es wurden Personen ab dem 18. Lebensjahr in diese Studie eingeschlossen. Eine obere Altersgrenze wurde vorab nicht festgelegt. Probanden mit medizinischer Ausbildung und erweiterter Erste-Hilfe-Ausbildung werden ausgeschlossen. Hierzu zählen Personengruppen wie Ärztinnen und Ärzte, Arzthelferinnen und Arzthelfer, Rettungsdienstpersonal, Polizistinnen und Polizisten, sowie Angehörige der Feuerwehr.

## 5.5 Pretest

Es wurde ein Pretest mit 5 Personen im häuslichen Umfeld des Autors durchgeführt. Alle Pretest-Probanden wurden exakt mit den beiden Szenarien der Studie konfrontiert. Ziel des Pretests war es, die entworfenen Dokumentationsbögen auf Vollständigkeit und Praktikabilität zu prüfen. Ebenso wurde das Leitfadeninterview mit den Probanden durchgeführt. Auch wurde der Zeitumfang für einen kompletten Durchlauf der Studie getestet.

Das Ergebnis des Pretests war zufriedenstellend. Es mussten keine Änderungen an den Dokumentationsbögen vorgenommen werden. Auch die Inhalte des Leitfadens für das geführte Interview mussten nicht korrigiert werden.

# 6. Ergebnisse

## 6.1 Demografische Verteilung der Probanden

An der Studie nahmen insgesamt 100 Probanden teil. Das Gesamtkollektiv wurde, den Merkmalen Geschlecht, Alter, Bildungsstatus, Wohnsitz und Zeitpunkt des letzten Erste-Hilfe-Kurses entsprechend, eingruppiert.

Die 100 befragten Probanden teilten sich in 48 männliche und 52 weibliche Teilnehmer auf. Die Teilnehmer wurden in drei Altersgruppen eingeteilt. 21 Probanden (21 %) waren zwischen 18 und 25 Jahre alt, 39 Probanden (39 %) stammen aus der Altersgruppe der 26 bis 45-Jährigen und die über 45-Jährigen waren mit 40 Probanden (40 %) in dem Gesamtkollektiv vertreten.

Als höchsten erworbenen Bildungsabschluss konnten 15 Probanden (15 %) einen Hauptschulabschluss nachweisen, 34 Teilnehmer (34 %) besaßen die Mittlere Reife und etwas mehr als die Hälfte, nämlich 51 Probanden (51 %), waren im Besitz der allgemeinen Hochschulreife (Abitur). Die Studienteilnehmer wurden darüber hinaus ihrem entweder städtischen oder ländlichen Wohnsitz entsprechend aufgeteilt.

Die OECD definiert eine ländliche Region auf Basis einer Bevölkerungsdichte von weniger als 150 Einwohnern pro Quadratkilometer. In der Praxis hat sich allerdings herausgestellt, dass eine derartige Kategorisierung durch die Probanden nicht möglich war. Somit wurde der Begriff eines ländlichen Wohnraums umgangssprachlich, als ein Ort, geprägt von Landwirtschaft und viel Natur, mit einer Einwohnerzahl von weniger als 15.000 Einwohnern, definiert. 39 Probanden (39 %) gaben an, aus einer ländlichen Region zu stammen und 61 Teilnehmer (61 %) waren dem städtischen Bereich zuzuordnen.

Schlussendlich erfolgte noch die Einteilung des Gesamtkollektivs hinsichtlich der Kategorie Zeitpunkt „letzter Erste-Hilfe-Kurs". Diesbezüglich gaben 33 Personen (33 %) an, innerhalb der letzten 2 Jahre einen Erste-Hilfe-Kurs besucht zu haben. Bei 38 Probanden (38 %) lag der Kurs 3–10 Jahre zurück und im Fall von 28 Personen (28 %) waren schon mehr als 10 Jahre seit dem letzten Erste-Hilfe-Kurs vergangen. Ein Teilnehmer gab an, noch nie einen Erste-Hilfe-Kurs besucht zu haben.

| Geschlecht | | | Wohnhaft | | |
|---|---|---|---|---|---|
| Männlich | 48 | 48% | Ländlich | 39 | 39% |
| Weiblich | 52 | 52% | Städtisch | 61 | 61% |
| | | | | | |
| **Alter** | | | **Letzter Erste Hilfe Kurs** | | |
| 18-25 | 21 | 21% | 0-2 Jahre | 33 | 33% |
| 26-45 | 39 | 39% | 3-10 Jahre | 38 | 38% |
| >45 | 40 | 40% | >10 Jahre | 28 | 28% |
| | | | kein EHK | 1 | 1% |
| **Bildung** | | | | | |
| Hauptschule | 15 | 15% | | | |
| Realschule | 34 | 34% | | | |
| Hochschulreife | 51 | 51% | | | |

**Tabelle 1:** Demografische Verteilung

## 6.2 Untersuchungsergebnisse

Jeder der 100 Probanden absolvierte beide Fallbeispiele unmittelbar nacheinander. Wie in Unterkapitel 5.2 beschrieben, wurde zunächst das Vorgehen bei Auffinden einer bewusstlosen Person untersucht, gefolgt von dem Szenario einer reanimationspflichtigen Person. Bei beiden Praxisbeispielen stimmen die ersten durchzuführenden Maßnahmen, gemäß ERC-Leitlinien 2015, überein (Ansprechen, Atemwege öffnen, Kopf überstrecken, Atmung kontrollieren, Sehen, Hören, Fühlen und Notruf absetzen). Die durch die Probanden tatsächlich vorgenommenen oder unterlassenen Maßnahmen in den Fallbeispielen waren in diesen Punkten ebenfalls identisch, deshalb werden diese nur einmal ausgewertet. Diese Ergebnisse werden unter dem Überbegriff des **„Erstkontakts"** in der Auswertung zusammengefasst. Da sich die beiden Szenarien nunmehr unterscheiden, werden die nachfolgenden Ergebnisse getrennt voneinander ausgewertet.

Bei dem ersten Fallbeispiel sollten die Teilnehmer zum einen die Bewusstlosigkeit und zum anderen die suffiziente Spontanatmung feststellen. Am Ende sollte der bewusstlose Patient in die stabile Seitenlage verbracht worden sein, die Wirksamkeit dieser war ebenfalls Gegenstand der Untersuchung. Die Ergebnisse werden unter dem Stichwort **„Atmung vorhanden"** zusammengefasst.

Unter dem Begriff **„Atmung nicht vorhanden"** werden im Anschluss die Ergebnisse des zweiten Szenarios dargestellt. Im Fokus standen hierbei die Maßnahmen, die seitens der Probanden nach Feststellen der Reanimationspflichtigkeit ergriffen wurden: Hilfe holen, Beginn CPR, AED holen lassen, Druckpunkt Mitte Thorax,

Drucktiefe 5–6 cm, Frequenz 100–120 bpm (beats per minute), 30:2 und Fortfahren mit CPR bis Eintreffen des Rettungsdienstes.

Die absoluten Antworthäufigkeiten sind dieser Aufteilung entsprechend in den Tabellen 2, 3 und 4 dargestellt. Die nachfolgende Analyse konzentriert sich auf die Untergruppen Gesamtkollektiv, Geschlecht, Wohnort und Zeitpunkt „letzter Erste-Hilfe-Kurs (EHK)", da die Ergebnisse bezüglich dieser Merkmale für die vorliegende Studie besonders repräsentativ sind. Um einen direkten Vergleich der Gruppen zu ermöglichen, wurden im Zuge der folgenden Auswertung zusätzlich zu den absoluten Antworthäufigkeiten der einzelnen Gruppen, die prozentualen Anteile berechnet. Die jeweilige Gruppengröße wurde für die Berechnung der Prozentwerte als Grundgesamtheit definiert. Die absoluten Antworthäufigkeiten der Gruppen Bildung und Alter können in Appendix 4 eingesehen werden.

Bei der Auswertung der Ergebnisse lässt sich feststellen, dass keiner der insgesamt 100 Probanden im Rahmen der Fallbeispiele, hinsichtlich der Reihenfolge und Vollständigkeit der seitens des ERC empfohlenen Maßnahmen, leitlinienkonform handelte.

Zwischen den Geschlechtern und im Vergleich der drei Altersgruppen fanden sich keinerlei nennenswerte Unterschiede im Vorgehen. Auch in der unmittelbaren Gegenüberstellung von Stadt- und Landbewohnern konnte keine erwähnenswerte Diskrepanz in den Fertigkeiten und Kenntnissen in der Versorgung einer bewusstlosen Person und einer reanimationspflichtigen Person erkannt werden. Einzig in der Kategorie Zeitpunkt „letzter Erste-Hilfe-Kurs" wurde festgestellt, dass Probanden deren letzter Erste-Hilfe-Kurs 0–2 Jahre zurückliegt im arithmetischen Mittel die besten Ergebnisse erzielten.

In den folgenden Abschnitten werden die Ergebnisse der einzelnen Maßnahmen im Detail erläutert.

### 6.2.1 Erstkontakt

Die Ergebnisse zum Erstkontakt können Tabelle 2 entnommen werden.

**Ansprechen:**

91 % (n=91) der Teilnehmer (männlich 93,8 %, weiblich 88,5 %) haben durch lautes Ansprechen oder Berührung (Schütteln) und das Ausbleiben einer Reaktion durch den Patienten eine Bewusstlosigkeit folglich richtig erkannt. Das Ansprechen erfolgte

unabhängig von der Wohnregion (städtisch 90,2 %, ländlich 92,3 %). Ebenso gab es kaum relevante Unterschiede bezüglich des Zeitpunktes des letzten Erste-Hilfe-Kurses (0–2 Jahre 90,9 %, 3–10 Jahre 94,7 % und >10 Jahre 89,3 %). 9 Probanden, die den Patienten nicht ansprachen, überprüften entweder sofort die Atmung oder setzten unmittelbar den Notruf ab, ohne sich vorher einen Überblick über den Wachheitsgrad des Patienten verschaffen zu haben.

**Atemwege öffnen:**

Durch leichtes Herunterziehen des Kinns haben ausschließlich 15 % aller Teilnehmer die Atemwege des Bewusstlosen geöffnet (männlich 18,7 %, weiblich 11,5 %). Im Stadt-Land-Vergleich sind keine Unterschiede zu erkennen (14,7 % und 15,4 %). In der Gruppe Zeitpunkt „letzter Erste-Hilfe-Kurs" ist eindeutig zu erkennen, dass Personen die vor geringerer Zeit an einem Erste-Hilfe-Kurs teilgenommen haben, häufiger die Atemwege öffneten, als jene in der Vergleichsgruppe (0-2 Jahre 18,2 %, 3–10 Jahre 15,8 % und >10 Jahre 10,7 %). 85 % der Teilnehmer haben diesen Schritt komplett ausgelassen.

**Kopf überstrecken:**

Wesentlich seltener als das Öffnen der Atemwege wurde das Überstrecken des Kopfes in die Praxis umgesetzt. Allerdings stammen ausnahmslos sämtliche Probanden (9 %), die diese Maßnahme an dem Patienten vornahmen, aus der städtischen Region (männlich 12,5 %, weiblich 5,8 %). Auf die Gesamtheit aller teilnehmenden Probanden aus der Stadt bezogen waren es 14,8 %, die den Kopf des Bewusstlosen überstreckten. In der Gruppe Zeitpunkt „letzter Erste-Hilfe-Kurs" sind diesbezüglich kaum relevante Unterschiede zu erkennen (0–2 Jahre 9,1 %, 3–10 Jahre 10,5 %, >10 Jahre 7,1 %).

**Atmung kontrollieren:**

Nahezu alle Probanden, nämlich 90 % (männlich 97,9 %, weiblich 82,7 %) kontrollierten das Vorhandensein einer suffizienten Spontanatmung bei der bewusstlosen Person. Hierbei konnten ebenfalls keine Unterschiede zwischen Stadt- und Landbevölkerung erkannt werden (88,5 % und 92,3 %). Aus der Gruppe, deren letzter Erster-Hilfe-Kurs 0–2 Jahre zurückliegt, überprüften 97 % die Atmung. Lag der Erste-Hilfe-Kurs 3–10 Jahre zurück, führten noch 92,1 % eine Atemkontrolle durch und wurde vor mehr als 10 Jahren ein Erste-Hilfe-Kurs absolviert, erinnerten sich nur noch 78,6 % an die Überprüfung der Atmung.

Die Atemkontrolle erfolgte durch Einsetzen der Sinne: Sehen, Hören und Fühlen. Der überwiegende Teil, 64 Probanden (71,1 %), beobachtete die Thoraxexkursionen bei der Ein- und Ausatmung (Sehen). Neben dem bloßen Sehen positionierten 55 Probanden (61,1 %) ihr Ohr über den Mund und die Nase des Patienten (Hören). Um eine vorhandene Atmung fühlen zu können, legten 61 Teilnehmer (67,8 %) entweder ihre Hand auf den Thorax des Patienten oder hielten die Handfläche und Finger vor dessen Nase. Sieben (männlich 3, weiblich 4) Probanden äußerten, einen Spiegel zur Überprüfung der Atmung nutzen zu wollen. Zusätzlich wurde von 35 Teilnehmern noch versucht, den Puls des Patienten zu ertasten, obwohl kein Teilnehmer eine korrekte Stelle zum Tasten des Pulses beschreiben beziehungsweise niemand einen tatsächlichen Puls an dem Mimen palpieren konnte.

**Notruf absetzen:**

81 Teilnehmer (81 %) kommunizierten das Absetzen eines Notrufes, gaben aber als mögliche Notrufnummer die 112, 110, sowie die Nummer des Krankentransportes (19222) an. Aus der städtischen Region setzten 79 % und aus der ländlichen Region 85 % einen Notruf ab. Männliche Teilnehmer setzten im Mittel etwas häufiger einen Notruf ab (88 %) als weibliche Teilnehmer (75 %).

Im Rahmen des Interviews, das im Anschluss an die beiden Szenarien durchgeführt wurde, von 100 Probanden 76 % die korrekte Notrufnummer 112 (städtisch 70 %, ländlich 85 %). 83 % der männlichen Teilnehmer konnten im Mittel die korrekte Notrufnummer nennen, bei den weiblichen Probanden waren es hingegen nur 69 %. Andere Telefonnummern, wie der Notruf der Polizei (110) oder die Telefonnummer des Krankentransportes 19222 wurden von 24 % aller Teilnehmer genannt.

| Erstkontakt / Atmung prüfen | Insgesamt (n=100) | | städtisch (n=61) | | ländlich (n=39) | | männlich (n=48) | | weiblich (n=52) | | L.EHK** 0-2 J (n=33) | | L.EHK** 3-10 J (n=38) | | L.EHK** >10 J (n=28) | |
|---|---|---|---|---|---|---|---|---|---|---|---|---|---|---|---|---|
| | no | (%) | no | (%) | no | (%) | no | (%) | no | (%) | no | (%) | no | (%) | no | (%) |
| Ansprechen | 91 | (91,0) | 55 | (90,2) | 36 | (92,3) | 45 | (93,8) | 46 | (88,5) | 30 | (90,9) | 36 | (94,7) | 25 | (89,3) |
| Atemwege öffnen | 15 | (15,0) | 9 | (14,7) | 6 | (15,4) | 9 | (18,7) | 6 | (11,5) | 6 | (18,2) | 6 | (15,8) | 3 | (10,7) |
| Kopf überstrecken | 9 | (9,0) | 9 | (14,8) | 0 | (0) | 6 | (12,5) | 3 | (5,8) | 3 | (9,1) | 4 | (10,5) | 2 | (7,1) |
| Atmung kontrollieren | 90 | (90,0) | 54 | (88,5) | 36 | (92,3) | 47 | (97,9) | 43 | (82,7) | 32 | (97,0) | 35 | (92,1) | 22 | (78,6) |
| Sehen | 64 | (71,1)* | 38 | (70,4)* | 26 | (72,2)* | 36 | (76,6)* | 28 | (65,1)* | 28 | (87,5)* | 24 | (68,6)* | 12 | (54,5)* |
| Hören | 55 | (61,1)* | 34 | (63,0)* | 21 | (58,3)* | 27 | (57,4)* | 28 | (65,1)* | 24 | (75,0)* | 21 | (60,0)* | 9 | (40,9)* |
| Fühlen | 61 | (67,8)* | 32 | (59,3)* | 29 | (80,5)* | 35 | (74,5)* | 26 | (60,5)* | 20 | (62,5)* | 26 | (74,3)* | 15 | (68,2)* |
| Notruf absetzen | 81 | (81,0) | 48 | (79,0) | 33 | (84,6) | 42 | (88,0) | 39 | (75,0) | 27 | (81,8) | 29 | (76,3) | 24 | (85,7) |
| Notrufnummer korrekt | 76 | (76,0) | 43 | (70,0) | 33 | (84,6) | 40 | (83,0) | 36 | (69,0) | 30 | (90,9) | 29 | (76,3) | 16 | (57,1) |

* Prozent von n = Atmung kontrolliert, ** L.EHK = letzter Erste Hilfe Kurs

**Tabelle 2:** Antworthäufigkeiten „Erstkontakt"

## 6.2.2 Atmung vorhanden

Die vollständige Datenauswertung zur stabilen Seitenlage kann in Tabelle 3 eingesehen werden.

**Stabile Seitenlage und korrekte Durchführung:**

Nachdem die Maßnahmen, die unter „Erstkontakt" aufgelistet sind, durchgeführt und eine Bewusstlosigkeit mit vorhandener Spontanatmung festgestellt wurde, verbrachten 95 Teilnehmer (95 %) die bewusstlose Person in die stabile Seitenlage. Fünf Probanden ließen die bewusstlose Person ohne Schutzreflexe auf dem Rücken liegen. Als korrekt durchgeführt wurde die stabile Seitenlage bezeichnet, wenn der Patient stabil auf der Seite lag, der Kopf überstreckt und der Mund geöffnet wurde. Die Stellung der Arme und Beine während des Drehens, beziehungsweise deren Endstellung wurde nicht berücksichtigt, solange der Mund des Patienten den tiefsten Punkt des am Boden liegenden Körpers darstellte.

Korrekt durchgeführt wurde die Lagerung von ausschließlich 66 Probanden (69 %, n=95). Zwar haben mehr Teilnehmer aus der Stadt an die Maßnahme der stabilen Seitenlage gedacht, nämlich 98,4 % aus dieser Gruppe (n=60), aber im Gegensatz zu den Teilnehmern, die in ländlichen Regionen wohnen, haben diese die Lagerung seltener korrekt durchgeführt (65 %, n=39). Aus dem ländlichen Raum verbrachten 35 Teilnehmer (89,7 %) den Bewusstlosen in die stabile Seitenlage und 27 Probanden (77,1 %) führten diese Lagerung auch korrekt durch. 76,1 % aus der männlichen Gruppe und 63,3 % aus der weiblichen Gruppe haben die Lagerung korrekt durchgeführt. Deutlichere Unterschiede werden bei Betrachtung der Gruppen ersichtlich, die in Abhängigkeit vom Zeitpunkt des letzten Erste-Hilfe-Kurses eingeteilt wurden. War seit dem letzten Erste-Hilfe-Kurs relativ wenig Zeit vergangen (0-2 Jahre seit Besuch des Kurses) wurde die stabile Seitenlage von 87,5 % der Probanden aus dieser Gruppe erfolgreich durchgeführt. Lag der Kursbesuch bereits 3–10 Jahre zurück, war es noch 76,3 % der Teilnehmer innerhalb dieser Gruppe möglich, die bewusstlose Person in eine richtige Endposition zu verbringen. Waren seit dem letzten Erste-Hilfe-Kurs allerdings mehr als 10 Jahre vergangen, wurde die stabile Seitenlagerung nur noch von 37,5 % der Teilnehmer aus dieser Gruppe korrekt durchgeführt.

**Betreuen:**

Jeder der 100 Probanden (100 %) gab an, den Patienten bis zum Eintreffen des Rettungsdienstes durch Wärmeerhalt mittels einer Decke oder Jacke betreuen zu wollen.

| Atmung vorhanden | Insgesamt (n=100) | | städtisch (n=61) | | ländlich (n=39) | | männlich (n=48) | | weiblich (n=52) | | L.EHK 0-2 J (n=33) | | L.EHK** 3-10 J (n=38) | | L.EHK** >10 J (n=28) | |
|---|---|---|---|---|---|---|---|---|---|---|---|---|---|---|---|---|
| | no | (%) | no | (%) | no | (%) | no | (%) | no | (%) | no | (%) | no | (%) | no | (%) |
| Stabile Seitenlage | 95 | (95,0) | 60 | (98,4) | 35 | (89,7) | 46 | (96,0) | 49 | (94,0) | 32 | (97) | 38 | (100) | 24 | (86,0) |
| Stabile Seitenlage korrekt | 66 | (69,0)* | 39 | (65,0)* | 27 | (77,1)* | 35 | (76,1)* | 31 | (63,3)* | 28 | (87,5)* | 29 | (76,3)* | 9 | (37,5)* |
| Betreuen | 100 | (100) | 61 | (100) | 39 | (100) | 48 | (100) | 52 | (52) | 33 | (100) | 38 | (100) | 28 | (100) |

* Prozent von n = Stabile Seitenlage eingeleitet, ** L.EHK = letzter Erste Hilfe Kurs

**Tabelle 3:** Antworthäufigkeiten „Stabile Seitenlage"

### 6.2.3 Atmung nicht vorhanden

Im Folgenden werden die Ergebnisse des Szenarios einer bewusstlosen Person ohne vorhandene Atmung beschrieben. Sämtliche Ergebnisse zu den einzelnen Schritten können in Tabelle 4 eingesehen werden.

**Hilfe holen:**

29 (29 %) Probanden haben nach der Feststellung einer nicht vorhandenen Atmung des Patienten Hilfe herbeigeholt. Dies waren 20 (42 %) männliche und 9 (17 %) weibliche Teilnehmer.

**Beginn CPR:**

90 (90 %) aller Probanden haben mit der CPR begonnen, dies waren 92,0 % der Teilnehmer aus der männlichen Gruppe und 88,0 % der Teilnehmer aus der weiblichen Gruppe. 10 (10 %) der Teilnehmer haben nicht gewusst, welche Maßnahmen nach fehlender Spontanatmung des Patienten einzuleiten sind oder dachten nicht an die initiale Überprüfung der Atmung, wobei ebenfalls der Beginn einer CPR ausblieb. Von den 10 Probanden haben sechs Personen die reanimationspflichtige Person in die stabile Seitenlage gedreht und vier ließen diese in Rückenlage liegen. Von den 90 Teilnehmern, die mit den Reanimationsmaßnahmen begonnen haben, stammen 54 aus der Stadt (88,5 %) und 36 aus einem ländlichen Gebiet (92 %). Liegt der Erste-Hilfe-Kurs 0–2 Jahre zurück, begannen 33 Probanden (100 %) mit der CPR. Bei der Gruppe, deren letzter Erste-Hilfe-Kurs 3–10 Jahre zurückliegt, wurden Reanimationsmaßnahmen von 36 (95 %) Teilnehmern eingeleitet. Deutlich seltener wurde eine kardiopulmonale Reanimation durchgeführt, wenn der letzte Erste-Hilfe-Kurs mehr als 10 Jahre zurücklag. In dieser Gruppe führten 20 (71 %) Probanden Reanimationsmaßnahmen durch.

**AED holen lassen:**

Von den 90 Teilnehmern, die das Fehlen einer Atmung bei dem Patienten festgestellt und folglich richtig mit Reanimationsmaßnahmen begonnen haben, zogen ausschließlich vier (4,4 %) Teilnehmer in Erwägung, eine weitere Person mit dem Herbeibringen eines AED, zu beauftragen. Drei (9,1 %) Probanden, die an die Benutzung eines AED dachten, absolvierten einen Erste-Hilfe-Kurs innerhalb der letzten 0–2 Jahre und ein Proband (2,8 %) nahm an einem Erste-Hilfe-Kurs vor 3–10 Jahren teil. Keiner der Teilnehmer, dessen Erste-Hilfe-Kurs länger als 10 Jahre zurückliegt, hat einen AED herbeibringen lassen.

**Druckpunkt Mitte Thorax:**

Den Druckpunkt (Mitte Thorax) für die Herzdruckmassage haben 69 (76 %) der 90 Probanden, die mit der CPR begonnen haben, korrekt aufgesucht (männlich 79,5 %, weiblich 73,9 %). Auch hier kann kein erwähnenswerter Unterschied zwischen Stadt- und Landbevölkerung erkannt werden (74,1 % und 80,6 %).

29 (87,9 %) Probanden stammen aus der Gruppe, die ihren letzten Erste-Hilfe-Kurs innerhalb der letzten zwei Jahre besucht hat, 25 (69,4 %) Teilnehmer besuchten

einen Kurs innerhalb der letzten 3–10 Jahre und bei 15 (75 %) Teilnehmern lag der Kurs mehr als 10 Jahre zurück.

**Drucktiefe 5–6 cm:**

Eine Drucktiefe von 5 bis 6 cm haben 74 von 90 Probanden bei der Herzdruckmassage im Rahmen der kardiopulmonalen Reanimation erreicht (82 %). Zwischen männlichen (n=36, 81,8 %) und weiblichen Probanden (n=38, 82,6 %) kann diesbezüglich kein Unterschied festgestellt werden. Auch im Stadt-Land-Vergleich ergeben sich hierzu keine Unterschiede (83,3 % und 80,6 %). Im Vergleich der Gruppen Zeitpunkt „letzter Erste-Hilfe-Kurs" ist zu erkennen, dass Teilnehmer, die einen Erste-Hilfe-Kurs vor 0–2 Jahren und vor 3–10 Jahren besuchten, eindeutig häufiger die richtige Drucktiefe bei der Herzdruckmassage erreichten, als Personen deren letzter Erste-Hilfe-Kurs länger als 10 Jahre zurückliegt (90,0 %, 94,4 % und 50 %).

**Frequenz 100–120 bpm:**

Eine ausreichende Druckfrequenz von 100 bis 120 bpm erreichten bei der Herzdruckmassage im Rahmen der kardiopulmonalen Reanimation lediglich 46 Probanden (51 %), darunter 22 Männer und 24 Frauen. Ein unterdurchschnittliches Ergebnis erzielten Personen, deren letzter Erste-Hilfe-Kurs länger als 10 Jahre zurückliegt. Aus dieser Personengruppe erreichten lediglich drei Personen (15 %) eine ausreichende Druckfrequenz bei der Herzdruckmassage (Zeitpunkt „letzter EHK" vor 0–2 Jahren 66,7 %, Zeitpunkt „letzten EHK" vor 3–10 Jahren 55,6 %).

**Verhältnis 30:2**

Das korrekte Verhältnis von 30 Thoraxkompressionen zu 2 Beatmungen führten nur 31 (34 %) Probanden richtig aus (männlich 31,8 %, weiblich 37 %). In anderen Fällen wurde von den ERC-Leitlinien 2015 deutlich abgewichen und für die Thoraxkompressionen ein Thoraxkompressions- und Beatmungsverhältnis von 15:2, 10:1 oder 5:5 angenommen. Ein diesbezüglich leitlinienkonformes Handeln erfolgte durch 16 ländliche Bewohner (45,7 %) und 15 (27,7 %) städtische Bewohner.

Von den 31 Teilnehmern, welche das korrekte Verhältnis 30:2 beachteten, nahmen 15 (45,4 %) Teilnehmer vor weniger als zwei Jahren zuletzt an einen Erste-Hilfe-Kurs teil, in der Gruppe der Teilnehmer, bei denen der letzte Erste-Hilfe-Kurs 3–10 Jahre zurückliegt, waren es ebenfalls 15 (41 %) Probanden. Lag die Teilnahme an einem

Erste-Hilfe-Kurs länger als 10 Jahre zurück, führte nur noch ein Proband (5 %) die Thoraxkompressionen im korrekten Verhältnis 30:2 aus.

**Kontinuierliche HDM:**

Kein Teilnehmer führte eine kontinuierliche Herzdruckmassage durch.

**Fortfahren CPR bis Eintreffen RD:**

Alle 90 Probanden, die initial mit der CPR begonnen haben, führten diese auch bis zum Eintreffen des Rettungsdienstes fort.

| Atmung nicht vorhanden | Insgesamt (n=100) | | städtisch (n=61) | | ländlich (n=39) | | männlich (n=48) | | weiblich (n=52) | | L.EHK 0-2 J (n=33) | | L.EHK** 3-10 J (n=38) | | L.EHK** >10 J (n=28) | |
|---|---|---|---|---|---|---|---|---|---|---|---|---|---|---|---|---|
| | no | (%) | no | (%) | no | (%) | no | (%) | no | (%) | no | (%) | no | (%) | no | (%) |
| Hilfe holen | 29 | (29,0) | 15 | (24,5) | 14 | (35,0) | 20 | (42,0) | 9 | (17,0) | 8 | (24,0) | 10 | (26,0) | 11 | (39,0) |
| Beginn CPR | 90 | (90,0) | 54 | (88,5) | 36 | (92,0) | 44 | (92,0) | 46 | (88,0) | 33 | (100) | 36 | (95,0) | 20 | (71,0) |
| AED holen lassen | 4 | (4,4)* | 2 | (3,7)* | 2 | (5,7)* | 1 | (2,3)* | 3 | (6,5)* | 3 | (9,1)* | 1 | (2,8)* | 0 | 0(n=20) |
| Druckpunkt Mitte Thorax | 69 | (76,7)* | 40 | (74,1)* | 29 | (80,6)* | 35 | (79,5)* | 34 | (73,9)* | 29 | (87,9)* | 25 | (69,4)* | 15 | (75,0)* |
| Drucktiefe 5-6cm | 74 | (82,2)* | 45 | (83,3)* | 29 | (80,6)* | 36 | (81,8)* | 38 | (82,6)* | 30 | (90,9)* | 34 | (94,4)* | 10 | (50,0)* |
| Frequenz 100-120bpm | 46 | (51,1)* | 29 | (53,7)* | 17 | (47,2)* | 22 | (50,0)* | 24 | (52,2)* | 22 | (66,7)* | 20 | (55,6)* | 3 | (15,0)* |
| 30:2 | 31 | (34,4)* | 15 | (27,7)* | 16 | (44,4)* | 14 | (31,8)* | 17 | (37,0)* | 15 | (45,5)* | 15 | (41,7)* | 1 | (5,0)* |
| kontinuierliche HDM | 0 | (0,0) | 0 | (0,0) | 0 | (0,0) | 0 | (0,0) | 0 | (0,0) | 0 | (0,0) | 0 | (0,0) | 0 | (0,0) |
| fortfahren CPR bis RD eintrifft | 90 | (100) | 54 | (100) | 36 | (100) | 44 | (100) | 46 | (100) | 33 | (100) | 36 | (100) | 20 | (100) |

* Prozent von n = CPR eingeleitet ; ** L.EHK = letzter Erste Hilfe Kurs

**Tabelle 4:** Antworthäufigkeiten „Atmung nicht vorhanden"

### 6.2.4 Motivation für Erste-Hilfe-Kurs

Bei der Auswertung wurden drei verschiedene Motive für die Teilnahme an einem Erste-Hilfe-Kurs identifiziert. Die folgende Abbildung 5 zeigt die Antworthäufigkeiten, wobei eine Mehrfachnennung der Gründe möglich war. 95 Probanden gaben an, den Ersten-Hilfe-Kurs vorrangig aufgrund der Zulassungsvoraussetzung für den Führerschein besucht zu haben. Zudem nannten 59 Teilnehmer als weiterer Grund die Vorgabe durch den Arbeitgeber und 21 Probanden zählten persönliche Motive zu den Teilnahmegründen eines Ersten-Hilfe-Kurses.

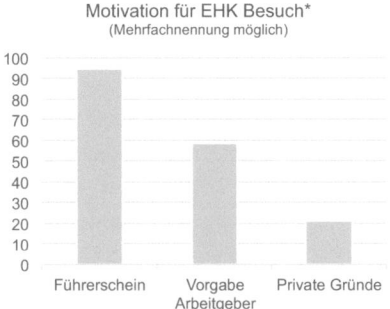

**Abbildung 5:** Motivation EHK Besuch

### 6.2.5 Bedenken Erste Hilfe zu leisten

Neben den vorrangigen Gründen einen Erste-Hilfe-Kurs zu besuchen, wurden auch geäußerte Bedenken notiert, welche die Teilnehmer im Ernstfall daran hindern könnten, Erste Hilfe zu leisten. 19 Probanden gaben zwar an, dass sie Angst haben, etwas falsch zu machen, würden aber dennoch in einem Notfall, ohne zu zögern, Erste Hilfe leisten. Über ein Drittel aller Befragten (37 %) äußerten, situationsabhängig keine Mund-zu-Mund-Beatmung durchführen zu wollen. Gründe hierfür waren die Angst vor Ansteckungen und Ekel.

# 7. Diskussion

In der vorliegenden Studie wurden anhand von zwei Fallbeispielen die Kenntnisse und Fertigkeiten der Bevölkerung zur Versorgung des Bewusstlosen und des Patienten mit Herz-Kreislauf-Stillstand untersucht. Insgesamt wurden 100 Probanden gebeten, bei einer bewusstlosen Person Maßnahmen zu ergreifen, die ihrer Meinung nach hilfreich oder erforderlich sind, um das Leben des Patienten zu retten. Hier wurde darauf geachtet, ob und in welchem Maß das Handeln des Probanden mit den gültigen Leitlinienempfehlungen korreliert. Die ERC-Leitlinien 2015 stellen an den Laien- oder Ersthelfer folgende Anforderungen, die im besten Fall vollständig und in korrekter Reihenfolge umgesetzt werden sollen:

1. Ansprechen

2. ggf. Atemwege frei machen, Atmung kontrollieren

3. Stabile Seitenlage

4. Notruf absetzen

5. Betreuen, Atmung und Kreislauf kontrollieren, bis Eintreffen Rettungsdienst

Alle Probanden wurden am Anfang des Fallbeispiels in die simulierte Notfallsituation mit den folgenden Worten eingeführt: „In dem Einkaufszentrum / in der Fußgängerzone, in der sie sich gerade befinden, sehen Sie eine Person regungslos am Boden liegen. Bitte nähern Sie sich der Person und ergreifen Sie alle Maßnahmen, an die Sie auch unter realen Bedingungen denken würden."

Nach Auswertung der Studie kann geschlussfolgert werden, dass der überwiegende Teil der Probanden (91 %) den Erstkontakt zu dem Patienten richtig begonnen hat, indem sie ihn angesprochen oder sich durch leichtes Schütteln einen Überblick über dessen Wachheitszustand verschafft haben. Die übrigen 9 % der Teilnehmer, die den Patienten während des Praxisbeispiels nicht angesprochen haben, haben entweder mit der Überprüfung der Atmung begonnen oder nur den Notruf gewählt, ohne weitere Hilfe zu leisten.

Nach dem Ansprechen vergewisserten sich 90 % der Probanden, dass der Patient eine suffiziente Spontanatmung aufweist. Nur 15 % der Teilnehmer öffneten vorher die Atemwege des Bewusstlosen und überprüften, ob diese durch etwaige Essensreste, Fremdkörper oder Erbrochenes verlegt sind. Den Kopf überstreckte fast ausschließlich jeder zehnte Proband (9 %) und auch diesen war mehrheitlich nicht bewusst, warum diese Maßnahme zu ergreifen ist. In Erste-Hilfe-Kursen sollte deshalb darauf geachtet werden, nicht nur die Maßnahmen als solche zu vermitteln, sondern auch dessen Ziel und Nutzen zu kommunizieren.

Um die Atmung zu überprüfen, nutzten die Teilnehmer verschiedene Techniken. Die Mehrheit der Teilnehmer (71,1 %, n=90) beobachtete die Hebung und Senkung des Brustkorbes, insgesamt 61,1 % (n=90) der Probanden legten ein Ohr über den Mund und die Nase des Patienten und hörten auf die Atemgeräusche, wohingegen 67,7 % der Teilnehmer (n=90) die Ausatmung erfühlten. Hierzu hielten diese das eigene Ohr über den Mund und die Nase des Patienten und fühlten an der Wange die ausströmende Atemluft.

Obwohl die Probanden mehrheitlich Maßnahmen ergriffen, die ihrer Meinung nach eine zuverlässige Auskunft hinsichtlich einer möglicherweise vorhandenen Spontanatmung geben, wurde der Eindruck erweckt, dass diese Schritte nur erfolgten, um selbige der Vollständigkeit wegen durchgeführt zu haben, nicht aber, um wirklich eine Atmung feststellen zu können. So nannten sieben Probanden die Möglichkeit, einen Spiegel vor den Mund und die Nase des Patienten zu halten, um so die Ausatmung durch Beschlagen des Spiegels erkennen zu können. Keiner der Teilnehmer führte allerdings einen Spiegel mit sich, wobei grundsätzlich anzumerken ist, dass sich diese Maßnahme bereits bei veränderten Witterungsbedingungen (Regen, Wind) als vollkommen unzureichend und ungeeignet erweist. Ebenfalls stellten Teilnehmer die Überlegung an, die Ausatmung, durch das Vorhalten von zwei Fingern Ihrer Hand vor die Nase des Bewusstlosen, überprüfen zu können. Doch auch dieses Vorhaben stellt sich in der Praxis als untauglich heraus, da die Wahrnehmung und damit auch das Ergebnis bereits durch einen leicht wehenden Wind verfälscht werden kann.

An dieser Stelle kommunizierten 35 Teilnehmer, den Puls des Bewusstlosen fühlen zu wollen. Hier wurden auch Lokalisationen genannt, an denen unter Umständen ein Puls getastet werden kann (Hals, Handgelenk). Als die Probanden aber die Bereiche aufsuchten, tasteten diese an vollkommen falschen Stellen (Unterarm, hinter dem Ohr) oder zwar an richtigen Lokalisationen, stellten aber fälschlicherweise keinen Puls fest und verbrachten einige Sekunden damit, eine geeignete Stelle zu finden oder den Puls zu ertasten. Dieses Verhalten zeigt erneut, dass keinerlei Routine seitens dieser Probanden im Umgang mit einem Notfall besteht. Vielmehr verlassen sich die Teilnehmer auf spontane Eingebungen, denn nur so ist zu erklären, dass ein Drittel den Puls fühlen möchte, obwohl diese Maßnahme seit dem Jahr 2000 nicht mehr in den ERC-Leitlinien aufgeführt ist. Würden Erste-Hilfe-Kurse regelmäßig besucht werden, profitierten Teilnehmer einerseits durch das Erlangen von Routine im Umgang mit medizinischen Notfällen, andererseits könnte ihnen fortlaufend der neueste wissenschaftliche Erkenntnisstand vermittelt werden.

Bei 95 % der Probanden befand sich der Patient, dessen Bewusstlosigkeit erkannt wurde, am Ende in einer korrekten stabilen Seitenlage. Aufgrund der Tatsache, dass es sich bei den Fallbeispielen um simulierte Notfallsituationen handelte, die eine Kommunikation zwischen dem Probanden und dem Interviewer während der Studiendurchführung ermöglichten, kam es oftmals zu mündlichen Nennungen der angestrebten Maßnahmen. So drehte ein Proband den Bewusstlosen in die stabile Seitenlage und teilte noch währenddessen dem Interviewer mit, dass er als Nächstes den Notruf absetzen wolle. Ebenso wurde teilweise die Kontrolle der Atmung dem Ansprechen vorgezogen oder parallel ausgeführt. In der vorliegenden Studie wurde deshalb davon abgesehen, die ergriffenen Maßnahmen des Probanden im Fallbeispiel des Bewusstlosen als inkorrekt zu bewerten, sofern sämtliche laut den ERC-Leitlinien 2015 erforderlichen Handlungsschritte im Zuge des BLS erbracht worden sind.

5 % der Probanden beachteten zwar alle Schritte (Ansprechen, Atmung kontrollieren, Notruf absetzen, Betreuen, Atmung und Kreislauf kontrollieren, bis Eintreffen Rettungsdienst) zogen aber die falschen Rückschlüsse und beließen den bewusstlosen Patienten in der Rückenlage. Diese Studienteilnehmer konnten im anschließenden Leitfadeninterview auch nicht begründen, warum die stabile Seitenlage bei einem Bewusstlosen angewendet wird. Teilweise begründeten diese Probanden die Rückenlage damit, die vorangegangenen Ereignisse, die potenziell zu der Bewusstlosigkeit des Patienten geführt haben könnten (Sturz aus großer Höhe, Verkehrsunfallopfer) nicht beobachtet zu haben und mit einer Manipulation an dem Patienten oder der Umlagerung in die stabile Seitenlage zusätzliche Verletzungen provozieren würden. Diese Überlegungen stellten auch einige der 95 Probanden an, drehten aber den bewusstlosen Patienten trotzdem in die stabile Seitenlage, da sie die Gefahr einer drohenden Aspiration höher einordneten, als die Gefahr durch gegebenenfalls zusätzlich herbeigeführte Verletzungen.

Auch wenn dieses Ergebnis auf den ersten Blick positiv erscheint, da nahezu alle Teilnehmer (95 %) um die Gefahr einer Aspiration bei fehlenden Schutzreflexen wussten, wurde die stabile Seitenlage von lediglich 69,4 % (n=95) der Probanden zufriedenstellend ausgeführt, sodass auch wirklich eine suffiziente Aspirationsprophylaxe erwirkt wurde.

Da bei der stabilen Seitenlage die einzelnen Schritte zu vernachlässigen sind, die zu der Endposition führen, wurde nur die endgültige Lage bewertet. Hier befand sich bei den 29 Probanden der Bewusstlose zwar in einer Seitenlage, die auch als stabil bezeichnet werden konnte, allerdings stellte der Mund nicht den tiefsten Punkt des am Boden liegenden Körpers dar. Im anschließenden Leitfadeninterview wurde deutlich, dass viele Probanden, unabhängig von einer korrekt ausgeführten stabilen Seitenlage, sehr umfangreiche Überlegungen dazu anstellten, wie sie den Patienten in eine solche Lagerung drehen. Auffällig viel Zeit verging, bis der Studienteilnehmer die Entscheidung fasste, welchen Arm oder welches Bein er initial berühren und zu welcher Seite er den Bewusstlosen drehen sollte.

Es konnte festgestellt werden, dass in Erste-Hilfe-Kursen vermehrt auf die lebensrettende Maßnahme der stabilen Seitenlage eingegangen werden sollte. Im Zuge dessen, gilt es, auf bewusste Verkomplizierungen zu verzichten. Der Kursteilnehmer sollte um die Aspirationsgefahr wissen und den Patienten alsbald, ohne auf die richtige „Drehtechnik" zu achten, in die stabile Seitenlage gebracht haben. Etwaige Überlegungen, den Kopf mit einem Kissen oder der Hand zu unterpolstern, um die Seitenlage „bequemer" zu gestalten, sollten unterlassen werden. Daraus ergibt sich die Forderung, in den Kursen vermehrt auf die Sinnhaftigkeit der Maßnahmen und deren Gründe einzugehen. Damit die Teilnehmer das theoretisch vermittelte Wissen auch in der Praxis festigen können, sollten die Gruppengrößen der Kurse optimiert werden. Hierbei ist darauf zu achten, dass ein richtiges Verhältnis zwischen Theorie und anschließenden praktischen Übungen besteht.

81 % (n=100) der Probanden setzten im Anschluss den Notruf ab. Diese eher geringe Anzahl lässt sich am ehesten durch das simulierte Notfallszenario erklären, das dem Probanden nur bedingt eine realitätsnahe Situation vermitteln kann. Im Hinblick auf tatsächlich stattfindende Notfallgeschehen ist davon auszugehen, dass die Laien- oder Ersthelfer in 100 % der Fälle den Notruf absetzen, um dem Patienten schnellstmöglich medizinische Hilfe zukommen zu lassen und diesen nicht allzu lange alleine betreuen zu müssen.

Im anschließend geführten Interview haben 76 Teilnehmer die richtige Notrufnummer 112 genannt, 24 Probanden würden im Notfall 110 (Polizei) oder 19222 (Nummer des Krankentransportes) wählen.

Auch hierbei erzielten Probanden, deren letzter Erste-Hilfe-Kurs weniger als zwei Jahre zurücklag, besonders positive Ergebnisse: 90.9 % dieser Teilnehmer wählten die korrekte Notrufnummer. Ausschließlich etwas mehr als die Hälfte der Teilnehmer, die vor über 10 Jahren einen Erste-Hilfe-Kurs besucht haben (57,1 %), konnten sich noch an die korrekte Notrufnummer erinnern. In einer realen Notfallsituation ist es den Leitstellen der Polizei und des Rettungsdienstes zwar möglich, auch untereinander Einsätze weiterzugeben, wenn initial die falsche Telefonnummer gewählt wurde, allerdings ist dies mit einem höheren Zeitaufwand verbunden, der sehr leicht vermieden werden kann. Um die Bevölkerung auf die korrekte Notrufnummer aufmerksam zu machen, ist an mediale Werbekampagnen zu denken. Realisierbar wäre die Platzierung von kurzen Werbe-Spots in sozialen Netzwerken oder das Anbringen von Plakaten, in öffentlichen Räumen (U-Bahnhöfen, S-Bahnen). Darüber hinaus kann die Bevölkerung in diesem Rahmen auch für die Notrufnummern von Polizei und Feuerwehr sensibilisiert werden.

Das zweite, durch die Probanden zu praktizierende Fallbeispiel, wurde mithilfe eines Reanimationsphantoms durchgeführt. Der Untersuchungsleiter gab auch diesmal keine Hilfestellungen, sodass die simulierte Notfallsituation möglichst realitätsnah durchgeführt werden konnte. Das Fallbeispiel einer reanimationspflichtigen Person knüpfte direkt im Anschluss an das Fallbeispiel einer bewusstlosen Person an. Es wurde darauf geachtet, dass zwischen den Probanden vor oder während der Konfrontation mit den Notfallbildern, kein Austausch stattfinden und Maßnahmen nicht imitiert werden konnten. Auch in diesem Fall wurden die ERC-Leitlinien 2015 als Maßstab gesetzt:

1. Ansprechen
2. ggf. Atemwege frei machen, Atmung kontrollieren
3. Notruf absetzen
4. ggf. AED holen lassen
5. Mit HLW beginnen, 30:2
6. AED aufkleben
7. AED-Anweisungen befolgen
8. HLW weiterführen bis Eintreffen Rettungsdienst

Hierbei muss ergänzend angemerkt werden, dass der Vollständigkeit wegen, die ersten drei Schritte (Ansprechen, Atmung kontrollieren und Notruf absetzen) zusätzlich zum ersten Fallbeispiel zum Notfallbild Bewusstlosigkeit, auch im zweiten Praxisbeispiel einer reanimationspflichtigen Person durch den Probanden durchgeführt werden sollten, diese zur Vermeidung von Wiederholungen in der statistischen Auswertung, jedoch nur einmalig bewertet wurden. In diesem Zusammenhang stellte sich allerdings auch heraus, dass jeder Proband, der diese drei Schritte bei der bewusstlosen Person berücksichtigte, auch an dessen Anwendung bei dem darauf folgenden Beispiel eines Patienten mit Herz-Kreislauf-Stillstand dachte. 90 % der Probanden begannen mit der Herzdruckmassage, nachdem sie keine Spontanatmung bei dem Patienten feststellen konnten. Dieses Ergebnis erscheint auf den ersten Blick positiv, da Studien immer wieder dem Laienhelfer eine zentrale Rolle in der Rettungskette zuschreiben. Dieser soll durch sein Handeln das therapiefreie Intervall möglichst kurz halten. Betrachtet man allerdings die durch Probanden begonnene Herzdruckmassage in der vorliegenden Studie, kommen Zweifel auf, ob dessen Wirksamkeit dem Patienten wirklich das Leben gerettet haben könnte: weniger als die Hälfte der Teilnehmer, insgesamt 46 % (n=90), erreichten eine ausreichende Frequenz von 100 bis 120 bpm, nur noch ein Drittel erinnerte sich an das Verhältnis von 30 Thoraxkompression zu 2 Beatmungen und keiner der 100 Probanden führte die Herzdruckmassage ohne Unterbrechungen aus. Teilweise nannten Probanden die Möglichkeit, die Thoraxkompressionen zu unterbrechen, um abzuwarten, ob das Herz selbstständig zu schlagen beginnt. An dieser Stelle dachten 4,4 % (n=90) der Probanden daran, einen AED herbeibringen zu lassen. In der vorliegenden Studie wurde im anschließenden Leitfadeninterview die Verwendung des AED deutlich häufiger genannt, als diese tatsächlich in der Praxis erfolgte. Eine Umfrage des Deutschen Roten Kreuzes Steinenbronn zum Erste-Hilfe-Wissen der Bevölkerung im Raum Stuttgart belegte, dass in der Theorie vergleichsweise mehr Personen einen AED anwenden würden (49,7 % n=185), als angaben, das Gerät zu wenig zu kennen (22,7 % n=185) (33). Auch in der vorliegenden Studie gaben die Probanden an, das Gerät und dessen Bedienung zu wenig zu kennen. Im Gegensatz zu der Umfrage des DRK Steinenbronn wendeten in dieser Studie nur vier Probanden tatsächlich den AED an.

Gerade bei einem derart zeitkritischen Notfallbild wie dem Herz-Kreislauf-Stillstand müssen alle Glieder der Rettungskette ineinander greifen: angefangen bei dem Erkennen des Notfallereignisses als solches, über die telefonische Weitergabe des Geschehens durch den Laienhelfer und dessen eingeleitete Maßnahmen, bis hin zum Eintreffen des Rettungsdienstes.

Gegenwärtige Auswertungen des Reanimationsregisters belegen, dass durch die Laienreanimation eine signifikant bessere Kurz- und Langzeitüberlebenschance besteht. Der aktuellen Presseinformation des GRR vom 3. Mai 2017 entsprechend, wurden 10 Jahre nach Einführung des Registers insgesamt 110.000 Datensätze von prä- und innerklinisch reanimierten Patienten erfasst. Laut Privatdozent Dr. Jan Gräsner hat sich das Reanimationsregister „… damit als ein für die Patientenversorgung enorm wichtiges Wissensinstrument bewährt. Zudem trägt es dazu bei, die Versorgung der Patienten weiter optimieren zu können" (34).

In der vorliegenden Studie konnte anhand der Ergebnisse festgestellt werden, dass unabhängig von der jeweiligen Maßnahme, dem Geschlecht, Alter und Wohnort, das Handeln der Probanden am sichersten und am wenigsten fehlerhaft ist, wenn der letzte Erste-Hilfe-Kurs vor weniger als zwei Jahren absolviert wurde. Hier ist zu vernachlässigen, aufgrund welcher Motive der Kursbesuch erfolgte. Ungünstigerweise gibt es in Deutschland keine Wiederholungsempfehlungen oder eine allgemeine gesetzliche Verpflichtung zur Teilnahme an einem Erste-Hilfe-Kurs, sodass die überwiegende Mehrheit der Probanden zum Erlangen des Führerscheines erst- und einmalig einen Erste-Hilfe-Kurs besucht. Anreize oder Motivation für den Besuch eines Ersten-Hilfe-Kurses werden vonseiten des Gesetzgebers nicht geschaffen. Lediglich der Arbeitgeber könnte diesbezüglich von noch größerer Bedeutung sein und Einfluss auf die Erste-Hilfe-Ausbildung seiner Mitarbeiter nehmen. Die vorliegende Studie verdeutlicht, dass Personen, deren Arbeitgeber eine verpflichtende Teilnahme an einem Erste-Hilfe-Kurs alle zwei Jahre vorschreibt, routinierter, korrekter und entschlossener in ihrem Handeln auftraten.

Während der Erste-Hilfe-Kurs im Rahmen des Führerscheins an Wochenenden stattfindet, an denen die Mehrheit der Teilnehmer vermutlich verhältnismäßig wenig motiviert ist, könnte der Arbeitgeber die Arbeitnehmer im Rahmen der betrieblichen Gesundheitsvorsorge im Umgang mit wichtigen Notfallbildern, wie der Bewusstlosigkeit und dem Herz-Kreislauf-Stillstand, schulen.

Der Arbeitgeber hätte die Möglichkeit, Mitarbeiter in kleine Gruppen aufzuteilen, um zu vermeiden, dass eine zu hohe Anzahl an Teilnehmern das ausführliche Üben bestimmter Maßnahmen (Stabile Seitenlage, Herzdruckmassage) unmöglich macht. Diese Problematik ergibt sich häufig in den üblichen Erste-Hilfe-Kursen.

Unsicherheiten seitens der Kursteilnehmer können nur dadurch behoben werden, dass Erste-Hilfe-Kurse häufiger besucht werden und ein kürzerer Zeitabstand bis zur Wiederholung des Erste-Hilfe-Kurses eingehalten wird. Beide Regelungen gehen mit einer höheren Wirksamkeit der Maßnahmen einher.

Auch sollte in Deutschland erwogen werden, den Anteil der Ersten Hilfe im Rahmen des Unterrichts an Schulen zu intensivieren. Hier könnte ab der ersten Klasse, mit jährlicher Wiederholung, eine Projektwoche „Erste Hilfe", Teil des Lehrplans werden. So würden Kinder schon im jungen Alter, Schritt für Schritt, an lebenserhaltende Maßnahmen herangeführt werden und könnten dadurch die erforderliche Routine erlangen. Somit wäre eine Vermittlung der wichtigen lebensrettenden Maßnahmen an einen großen Teil der Bevölkerung, im Sinne einer Breitenausbildung, gewährleistet.

Prof. Dr. Bernhard Zwißler, Präsident der DGAI, bestätigt die Situation in skandinavischen Ländern: „Erfahrungen aus Dänemark zeigen, dass die Quote der Laienreanimation durch Informationskampagnen und Wiederbelebungsunterricht in Schulen innerhalb von 10 Jahren mehr als verdoppelt werden konnte. Ließe sich die Quote in Deutschland entsprechend steigern, dann könnten hierzulande pro Jahr 10.000 Menschen mehr überleben" (35).

In dem geführten Interview mit den Probanden gaben 37 % an, aufgrund von Ansteckungsgefahr und Ekel, bei einer fremden, reanimationspflichtigen Person von einer Beatmung abzusehen. Andererseits wurde im Umkehrschluss auch keine kontinuierliche Herzdruckmassage durchgeführt. Ausnahmslos unterbrachen diese Probanden für den Zeitraum der Atemspende die Herzdruckmassage und führten diese in der Folge fort. Dies zeigt erneut, dass Ziel und Nutzen einer ununterbrochenen Herzdruckmassage in den Erste-Hilfe-Kursen nicht ausreichend kommuniziert wird. 19 % der Befragten äußerten zwar Angst vor eigenen Fehlern und den dadurch entstehenden möglichen Konsequenzen während einer Erste-Hilfe-Maßnahme, würden aber im Notfall trotzdem handeln. Erfreulicherweise scheint also die Angst, rechtlich belangt zu werden, keinen Hinderungsgrund darzustellen.

# 8. Fazit

Ein Herz-Kreislauf-Stillstand stellt einen äußerst zeitkritischen Notfall dar, da das Gehirn bereits nach drei bis fünf Minuten ohne Sauerstoffversorgung schwerwiegende bis irreparable Folgeschäden aufweisen kann. Trotz des außerordentlich gut organisierten und strukturierten Rettungsdienstsystems in Deutschland, benötigt ein Rettungswagen in der Regel circa zehn Minuten, bis er am Einsatzort eintrifft. In diesem therapiefreien Intervall stellt der Erst- oder Laienhelfer ein zentrales Glied der Rettungskette dar und hat somit immensen Einfluss auf das Überleben der betroffenen Person. Ein weiteres Notfallbild, bei dem der Ersthelfer durch Eingreifen und gezieltes Handeln Leben retten kann, ist die Bewusstlosigkeit. Bei beiden Notfällen ist es unabdingbar, die geeigneten Maßnahmen rasch, vollständig und korrekt durchzuführen, um optimal Erste Hilfe leisten und somit Leben retten zu können. Der Schwerpunkt der bisher durchgeführten und bereits vorliegenden Studien lag auf der Erhebung der Quantität der eingeleiteten Maßnahmen und der Befragung von Laienhelfern nach einer stattgefundenen Reanimation zu deren Einschätzung in Bezug auf die durchgeführten Maßnahmen. Die Erhebung der Qualität der eingeleiteten und durchgeführten Maßnahmen war demgegenüber bisher nicht Gegenstand der Untersuchungen. Das Ziel der vorliegenden Studie bestand darin, die Fertigkeiten und Kenntnisse der Bevölkerung zur Versorgung des Bewusstlosen und des Patienten mit Herz-Kreislauf-Stillstand zu untersuchen. Hierzu wurden 100 Probanden mit zwei simulierten Notfallszenarien konfrontiert. Ihre Maßnahmen wurden mithilfe eines Dokumentationsbogens festgehalten und darüber hinaus wurde im Anschluss mit den Probanden ein Interview geführt. Es erfolgte die statistische Auswertung beider Untersuchungsmethoden. Die Studie wurde zum einen in einem Münchner Einkaufszentrum, zum anderen in der Fußgängerzone des ländlich geprägten Ortes Murnau durchgeführt, mit dem Hintergrund, einen möglichen Unterschied zwischen dem Handeln der Stadt- und Landbevölkerung zu identifizieren.

Die Studie hat ergeben, dass das Erkennen der Bewusstlosigkeit kein Defizit seitens der Probanden darstellt. Auch die folgerichtige Entscheidung, den Patienten in die stabile Seitenlage zu verbringen, traf ein Großteil der Probanden. Allerdings konnte andererseits auch festgestellt werden, dass die Durchführung einen deutlichen Verbesserungsbedarf aufweist, denn die endgültige Lagerung stellte teilweise keinen Aspirationsschutz dar. Ferner konnte hinsichtlich der Konfrontation mit dem Notfallbild eines Herz-Kreislauf-Stillstands gezeigt werden, dass das Erkennen und richtige

Einordnen der Situation abermals kein Hindernis darstellt, jedoch korrelierte die CPR, welche durch die Studienteilnehmer durchgeführt wurde, lediglich in wenigen Fällen mit den Vorgaben und Leitlinien des ERC. Hinsichtlich der Auswertung der Maßnahmen wurden, sowohl im unmittelbaren Vergleich der Stadt- und Landbevölkerung, als auch in der Gegenüberstellung der männlichen und weiblichen Probanden, keine Unterschiede ausgemacht. Die Studie zeigt, dass Personen, deren letzter Erste-Hilfe-Kurs weniger als zwei Jahre zurückliegt, deutlich routinierter, besser, sicherer und ruhiger die geeigneten Maßnahmen ergriffen, als Probanden, deren Kursbesuch vor mehr als zwei Jahren stattfand.

**Zusammenfassend lassen sich folgende Empfehlungen ableiten:**

- Anreize und Motivation für den Besuch eines Ersten-Hilfe-Kurses müssen geschaffen werden.

- Erste-Hilfe-Kurse sollten bereits in Schulen verpflichtend stattfinden, um den Grundstein für eine regelmäßige Teilnahme zu legen und durch jährliche praktische Übungen das Handeln der Laienhelfer zu festigen.

- Eine Intensivierung der Unterrichtung von Erste-Hilfe-Maßnahmen vonseiten der Arbeitgeber wäre wünschenswert, um die Mitarbeiter für Notfälle zu sensibilisieren und in ihrem Handeln zu bestärken.

- Die Bevölkerung sollte in der Breitenausbildung über den Grund für Erste-Hilfe-Maßnahmen, besonders im Umgang mit einer bewusstlosen Person und die kardiopulmonale Reanimation aufgeklärt werden. Die Teilnehmer sollten im Ernstfall nicht nur erlernte Handlungen umsetzen, sondern auch den Grund ihres Handelns verstehen können, um somit gezielter eingreifen und die korrekten Maßnahmen bewusster durchführen zu können.

# Anmerkungsverzeichnis

(01)     E. Köhnlein, S. Weller, 2002, S.1

(02)     Christian-Albrechts-Universität Kiel, F. von Esmarch

(03)     F. von Esmarch, 1931, S.38

(04)     B. Uhlmann, 2012

(05)     F. von Esmarch, 1915, S.2

(06)     INM - Institut für Notfallmedizin und Medizinmanagement, 2015, S. 38

(07)     M. Köhler, 2006, S. 1

(08)     GRC - German Resuscitation Council, 2013

(09)     M. Fischer et al., 2016, S. 387 ff.

(10)     B. Uhlmann, 2012

(11)     R.O. Cummins et al., 1998, S. 87 ff.

(12)     DGAI - Deutsche Gesellschaft für Anästhesiologie und Intensivmedizin,
         Geschichte des deutschen Reanimationsregisters

(13)     DGAI – Deutsche Gesellschaft für Anästhesiologie und Intensivmedizin,
         Reanimationsregister: Die Datensätze Weiterversorgung und Langzeit-
         verlauf

(14)     A. Layon et al., 2003, S. 59 ff.

(15)     J. Breckwoldt et al., 2009, S. 1108 ff.

(16)     T. Piepho et al., 2010, S. 786 ff.

(17)     C. HR Wiese et al., 2008. S.1 ff.

(18)     S. Schlößer, 2010, S. 16

(19)     DGUV - Deutsche Gesetzliche Unfallversicherung, Hilfen zum Helfen

(20)     GRC - German Resuscitation Council, Aufgaben und Ziele

(21)     Deutsche Verkehrswacht, Empfehlung zur regelmäßigen Auffrischung der Erste-Hilfe-Kenntnisse im Verkehr, 2014

(22)     vgl. § 19 sowie § 76 Nr. 11b FeV

(23)     H. Reuchlein, 2015, S. 10 ff.

(24)     DGUV - Deutsche Gesetzliche Unfallversicherung, Vorschrift 1, 2013, S. 17 (§ 26: Zahl und Ausbilder der Ersthelfer)

(25)     DVR - Deutscher Verkehrssicherheitsrat, Voraussetzungen für die Anerkennung als Ausbildungsstelle „Erste Hilfe" gem. § 68 FeV, 2011

(26)     K. Burghofer et al., 2005, 408 ff.

(27)     vgl. § 34 StGB und § 677 BGB

(28)     DGUV - Deutsche Gesetzliche Unfallversicherung, Rechtsfragen bei Erster Hilfe Leistung durch Ersthelfer, S. 8

(29)     OECD Prüfbericht zur Politik für ländliche Räume, 2007, S. 33

(30)     GRC - German Resuscitation Council, Leitlinien Reanimation 2015

(31)     Bundesärztekammer, Empfehlungen für die Wiederbelebung, 2000; Weißmann A. / Sefrin P, 2000, S. 15 ff.

(32)     A. Diekmann, 2011, S. 53

(33)     Deutsches Rotes Kreuz - Ortsverein Steinenbronn, Umfrage zum Erste-Hilfe-Wissen in der Bevölkerung

(34)     DGAI - Deutsche Gesellschaft für Anästhesiologie und Intensivmedizin, Pressemitteilung vom 03.05.2017

(35)     ebenda

# Literaturverzeichnis

Breckwoldt J., Schloesser S., Arntz H., Perceptions of collapse and assesment cardiac arrest by bystanders of out-of-hospital cardiac arrest. In: Rescuscitation, 2009, S. 1108 ff.

Bundesärztekammer (Hrsg.), Reanimation: Empfehlung für die Wiederbelebung, 2. Auflage, Deutscher Ärzteverlag, Köln, 2000

Burghofer K., Schlechtriemen T., Lackner C.K., Konsequenzen aus der Altruismusforschung für die Ausbildung in Erster Hilfe. In: Notfall&Rettungsmedizin, 2005, S. 408 ff.

Christian Albrechts Universität zu Kiel, Große Forscher und Forscherinnen von der Förde: Johann Friedrich August von Esmarch; http://uni-kiel.de/grosse-forscher/index.php?nid=esmarch (letzter Zugriff: 15.07.2017)

Cummins R.O., Chamberlain D., Hazinski M., Nadkarni V., Kloeck W., Der innerklinische Utstein-Style. In: Notfall&Rettungsmedizin, 1998, S. 87 ff.

Deutsche Gesellschaft für Anästhesiologie und Intensivmedizin (DGAI), Geschichte des Reanimationsregisters; https://www.reanimationsregister.de/geschichte.html (letzter Zugriff: 15.07.2017)

Deutsche Gesellschaft für Anästhesiologie und Intensivmedizin (DGAI), Reanimationsregister: Die Datensätze Weiterversorgung und Langzeitverlauf; https://www.bda.de/docman/alle-dokumente-fuer-suchindex/oeffentlich/ empfehlungen/611-dgai-reanimationsregister-die-datensaetze-weiterversorgung-und-langzeitverlauf/file.html (letzter Zugriff: 15.07.2017)

Deutsche Gesellschaft für Anästhesiologie und Intensivmedizin (DGAI), Pressemitteilung vom 03.05.2017 - Deutscher Anästhesiekongress 2017 Nürnberg; https://www.presseportal.de/pm/70779/3616050 (letzter Zugriff 15.07.2017)

Deutsche Gesetzliche Unfallversicherung - DGUV (Hrsg.), Rechtsfragen bei Erster-Hilfe-Leistung durch Ersthelfer, 4. Ausgabe, Berlin, 2008

Deutsche Gesetzliche Unfallversicherung - DGUV, Grundsätze der Prävention –
Unfallverhütungsvorschrift: DGUV - Vorschrift 1, Berlin, 2013

Deutsche Gesetzliche Unfallversicherung – DGUV (Hrsg.), Hilfen zum Helfen;
https://www.dguv-lug.de/sekundarstufe-i/erste-hilfe/ (letzter Zugriff: 15.07.2017)

Deutsche Verkehrswacht, Empfehlung zur regelmäßigen Auffrischung der Erste-
Hilfe-Kenntnisse im Verkehr, 2014;
http://www.deutsche-verkehrswacht.de/fileadmin/user_upload/positionen/
beschluesse_2014/erste_hilfe_kenntnisse/JHV_DVW_Beschluss_2014_-_Erste-
Hilfe.pdf (letzter Zugriff: 15.07.2017)

Deutscher Verkehrssicherheitsrat (DVR), Festlegung von Voraussetzungen für die
Anerkennung als Ausbildungsstelle „Erste Hilfe" gemäß § 68 Fahrerlaubnis- Verord-
nung, 2011;
https://www.dvr.de/download/beschluesse/2011-festlegung-von-voraussetzungen-
fuer-die-anerkennung-als-ausbildungsstelle-erste-hilfe.pdf (letzter Zugriff:
15.07.2017)

Deutsches Rotes Kreuz - Ortsverein Steinenbronn , Umfrage zum Erste-Hilfe-Wissen
in der Bevölkerung, o.J.,
http://www.drk-steinenbronn.de/uploads/media/Auswertung_EHWissen.pdf (letzter
Zugriff 15.07.2017)

Diekmann A., Empirische Sozialforschung, 5. Auflage, Rowohlt Taschenbuch Verlag,
Reinbek bei Hamburg, 2011

Esmarch von F., Erste Hilfe bei Unglücksfällen ein Leitfaden für Samariter-Schulen,
32. Auflage, F.C.W. Vogel, Leipzig, 1915

Esmarch von F., Erste Hilfe bei Unglücksfällen: Ein Leitfaden für Samariter-Schulen,
50. Auflage, Springer Verlag, Berlin, 1931

Fischer M., Kehrberger E., Marung H., Prückner S., Trentzsch H., Eckpunktepapier
2016 zur notfallmedizinischen Versorgung der Bevölkerung in der Prähospitalphase
und in der Klinik, In: Notfall&Rettungsmedizin, 2016, S. 387 ff.

German Resuscitation Council (GRC), Aufgaben und Ziele;
https://www.grc-org.de/ueber-uns/zielsetzung (letzter Zugriff: 15.07.2017)

German Resuscitation Council (GRC), Reanimationsleitlinien 2015; https://www.grc-org.de/wissenschaft/leitlinien (letzter Zugriff: 15.07.2017)

Institut für Notfallmedizin und Medizinmanagement (INM) Klinikum der Universität München (Hrsg.), Rettungsdienstbericht Bayern 2015: Berichtszeitraum 2004 bis 2014; http://www.inm-online.de/images/stories/pdf/PDF_Rettungsdienstbericht_Bayern _2015.pdf (letzter Zugriff: 15.07.2017)

Köhler M., Qualität von Erste-Hilfemaßnahmen: Inauguraldissertation Medizinische Fakultät der LMU München, 2006

Köhnlein E., Weller S., Erste Hilfe, 10. Auflage, Thieme Verlag, Stuttgart, 2002

Layon A. Josef , Gabrielli A., Goldfeder B., Hevia A., Idris A., Utstein style analysis of rural out-of-hospital cardiac arrest. In: Resuscitation, 2003, S. 59 ff.

Organisation für wirtschaftliche Zusammenarbeit und Entwicklung - OECD (Hrsg.), Prüfbericht zur Politik für ländliche Räume, Deutschland, Paris, 2007; http://www.bmel.de/SharedDocs/Downloads/Landwirtschaft/LaendlicheRaeume/OEC D-Pruefbericht.pdf?__blob=publicationFile (letzter Zugriff: 15.07.2017)

Piepho T., Resch N., Heid F., Werner Ch., Noppens R., Lay basic life support: the current situation in a medium-sized German town. In: Emergency Medicine Journal, 2001, S. 786 ff.

Reuchlein H., Erste Hilfe: Neustrukturierung der Aus- und Fortbildung, In: DGUV Forum - Fachzeitschrift für Prävention, Rehabilitation und Entschädigung, Ausgabe 1-2, 2015, S. 10 ff.

Schlößer S., Qualität der Maßnahmen von Augenzeugen beim Kreislaufstillstand außerhalb des Krankenhauses, Inauguraldissertation: Charité - Universitätsmedizin Berlin, 2010

Uhlmann B., Den Lebensrettern droht das Vergessen, Defibrillatoren an öffentlichen Orten, In: Süddeutsche Zeitung vom 27.12.2012; http://www.sueddeutsche.de/gesundheit/defibrillatoren-an-oeffentlichen-orten-den-lebensrettern-droht-das-vergessen-1.1559394 (letzter Zugriff: 15.07.2017)

Weißmann A., Sefrin P., Kardiopulmonale Reanimation 2000 - Eine Gegenüberstellung aktueller Richtlinien. In: Der Notarzt, 2000, S. 15 ff.

Wiese C. HR, Wilke H., Bahr J., Graf B., Practical examination of bystanders performing Basic Life Support in Germany: a prospective manikin study. In: BMC Emergency Medicine, 2008.
https://www.ncbi.nlm.nih.gov/pmc/articles/PMC2600625/ (letzter Zugriff 15.07.2017)

# Anhang

## Dokument 1: Dokumentationsbogen „Bewusstlose Person"

## <u>Bewusstlose Person</u>

|  | JA | NEIN | Bemerkungen |
|---|---|---|---|
| Ansprechen „Hallo Hallo" oä. | ☐ | ☐ | _____ |
| Atemwege öffnen | ☐ | ☐ | _____ |
| Kopf überstrecken | ☐ | ☐ | _____ |
| Kinn anheben | ☐ | ☐ | _____ |
| Atmung kontrollieren | ☐ | ☐ | _____ |
| Sehen | ☐ | ☐ | _____ |
| Hören | ☐ | ☐ | _____ |
| Fühlen | ☐ | ☐ | _____ |
| Notruf absetzen | ☐ | ☐ | _____ |
| Stabile Seitenlage | ☐ | ☐ | _____ |
| Erfolgreich/korrekt | ☐ | ☐ | _____ |
| Betreuen, Wärmeerhalt | ☐ | ☐ | _____ |

<u>Zusätzliches, Bemerkungen:</u>

**Dokument 2: Dokumentationsbogen „Reanimationspflichtige Person"**

## Reanimationspflichtige Person

| | JA | NEIN | Bemerkungen |
|---|---|---|---|
| Ansprechen „Hallo Hallo" oä. | ☐ | ☐ | |
| | | | |
| Atemwege öffnen | ☐ | ☐ | |
| Kopf überstrecken | ☐ | ☐ | |
| Kinn anheben | ☐ | ☐ | |
| Atmung kontrollieren | ☐ | ☐ | |
| Sehen | ☐ | ☐ | |
| Hören | ☐ | ☐ | |
| Fühlen | ☐ | ☐ | |
| | | | |
| Notruf absetzen | ☐ | ☐ | |
| Hilfe holen | ☐ | ☐ | |
| | | | |
| Beginn CPR | ☐ | ☐ | |
| | | | |
| AED holen lassen | ☐ | ☐ | |
| | | | |
| Lokalisation Mitte Thorax | ☐ | ☐ | |
| | | | |
| Drucktiefe 5-6cm | ☐ | ☐ | |
| | | | |
| Frequenz 100-120bpm | ☐ | ☐ | |
| | | | |
| 30:2 | ☐ | ☐ | |
| ggf. beatmen | ☐ | ☐ | |
| kontinuierliche HDM | ☐ | ☐ | |
| | | | |
| AED benutzen | ☐ | ☐ | |
| | | | |
| Fortfahren mit CPR/HDM | ☐ | ☐ | |

**Zusätzliches, Bemerkungen**

**Dokument 3: Das Leitfadeninterview**

# Das Leitfadeninterview

männlich ☐                    weiblich ☐

Alter: _____

Wohnhaft: städtisch/     ländlich

Höchster qualifizierter Bildungsabschluss:  HS          RS          HSR

1. Wie oft haben Sie in Ihrem Leben einen Erste-Hilfe-Kurs/LSM besucht?

2. Wie lang liegt Ihr letzter EH-Kurs Besuch zurück?

   0-2 Jahre
   2-5 Jahre
   5-10 Jahre
   länger als 10 Jahre

3. Was war Ihre Motivation für den Besuch des Kurses?

4. Haben Sie Bedenken einer fremden Person Erste-Hilfe zu leisten?

   7.1 Was sind Ihre Gründe dafür/Befürchtungen/
   Rechtliche Konsequenzen?

5. Kennen Sie das theoretische Vorgehen beim Auffinden einer bewusstlosen Person?

6. Kennen Sie das theoretische Vorgehen beim Auffinden einer reanimationspflichtigen Person?

7. Kennen Sie die europaweit gültige Notruf-Nummer?

Ggf. Zusätzliche Punkte

# Dokument 4: Antworthäufigkeiten nach Alter und Bildung

| Erstkontakt / Atmung prüfen | Alter 18-25 (n=21) | | Alter 26-45 (n=39) | | Alter >45 (n=40) | | Hauptschule (n=15) | | Realschule (n=34) | | Hochschulreife (n=51) | |
|---|---|---|---|---|---|---|---|---|---|---|---|---|
| | no | (%) | no | (%) | no | (%) | no | (%) | no | (%) | no | (%) |
| Ansprechen | 18 | (85,7) | 35 | (89,7) | 38 | (95,0) | 13 | (86,6) | 31 | (91,1) | 47 | (92,1) |
| Atemwege öffnen | 3 | (14,2) | 8 | (20,5) | 4 | (10,0) | 0 | (0) | 2 | (2,9) | 13 | (25,4) |
| Kopf überstrecken | 0 | (0) | 5 | (12,8) | 4 | (10,0) | 2 | (13,3) | 2 | (2,9) | 5 | (9,8) |
| Atmung kontrollieren | 19 | (90,4) | 39 | (100) | 32 | (80,0) | 13 | (86,6) | 30 | (88,2) | 47 | (92,1) |
| Sehen | 16 | (84,2)* | 28 | (71,7)* | 20 | (62,5)* | 9 | (69,2)* | 21 | (70,0)* | 34 | (72,3)* |
| Hören | 13 | (68,4)* | 25 | (64,1)* | 17 | (53,1)* | 6 | (46,1)* | 15 | (50,0)* | 34 | (72,3)* |
| Fühlen | 12 | (63,1)* | 27 | (69,2)* | 22 | (68,7)* | 8 | (61,5)* | 20 | (66,6)* | 33 | (70,2)* |
| Notruf absetzen | 20 | (95,2) | 29 | (74,2) | 32 | (80,0) | 12 | 80,0) | 27 | (79,4) | 42 | (82,3) |
| Notrufnummer korrekt | 20 | (95,2) | 31 | (79,4) | 25 | (62,5) | 12 | (80,0) | 23 | (67,6) | 41 | (80,3) |

* Prozent von n = Atmung kontrolliert

| Atmung vorhanden | Alter 18-25 (n=21) | | Alter 26-45 (n=39) | | Alter >45 (n=40) | | Hauptschule (n=15) | | Realschule (n=34) | | Hochschulreife (n=51) | |
|---|---|---|---|---|---|---|---|---|---|---|---|---|
| | no | (%) | no | (%) | no | (%) | no | (%) | no | (%) | no | (%) |
| Stabile Seitenlage | 20 | (95,2) | 37 | (94,8) | 38 | (95,0) | 14 | (93,3) | 32 | (94,1) | 49 | (96,0) |
| Stabile Seitenlage korrekt | 14 | (70,0)* | 28 | (71,8)* | 24 | (63,1)* | 8 | (57,1)* | 24 | (75,0)* | 34 | (69,3)* |
| Betreuen | 21 | (100) | 39 | (100) | 40 | (100) | 15 | (100) | 34 | (100) | 51 | (100) |

* Prozent von n = Stabile Seitenlage eingeleitet

| Atmung nicht vorhanden | Alter 18-25 (n=21) | | Alter 26-45 (n=39) | | Alter >45 (n=40) | | Hauptschule (n=15) | | Realschule (n=34) | | Hochschulreife (n=51) | |
|---|---|---|---|---|---|---|---|---|---|---|---|---|
| | no | (%) | no | (%) | no | (%) | no | (%) | no | (%) | no | (%) |
| Hilfe holen | 4 | (19,0) | 12 | (30,7) | 13 | (32,5) | 5 | (33,3) | 9 | (26,4) | 15 | (29,4) |
| Beginn CPR | 20 | (95,2) | 37 | (94,8) | 33 | (82,5) | 13 | (86,6) | 29 | (85,2) | 48 | (94,1) |
| AED holen lassen | 1 | (4,7)* | 2 | (5,4)* | 1 | (3,0)* | 0 | (0)* | 2 | (6,8)* | 2 | (4,1)* |
| Druckpunkt Mitte Thorax | 14 | (70,0)* | 31 | (83,7)* | 24 | (72,7)* | 11 | (84,6)* | 22 | (75,8)* | 36 | (75,0)* |
| Drucktiefe 5-6cm | 15 | (75,0)* | 33 | (89,1)* | 26 | (78,7)* | 9 | (69,2)* | 24 | (82,7)* | 41 | (85,4)* |
| Frequenz 100-120bpm | 10 | (50,0)* | 21 | (56,7)* | 15 | (45,4)* | 8 | (61,5)* | 15 | (51,7)* | 23 | (47,9)* |
| 30:2 | 13 | (65,0)* | 10 | (27,0)* | 8 | (24,2)* | 4 | (30.7)* | 7 | (24,1)* | 20 | (41,6)* |
| kontinuierliche HDM | 0 | (0,0) | 0 | (0,0) | 0 | (0,0) | 0 | (0,0) | 0 | (0) | 0 | (0) |
| fortfahren CPR bis RD eintrifft | 20 | (100) | 37 | (100) | 40 | (100) | 15 | (100) | 34 | (100) | 51 | (100) |

* Prozent von n = CPR eingeleitet